Tudo o que você precisa
saber para vencer a

celulite

e ficar de bem com o seu corpo

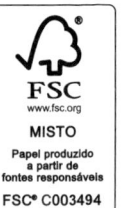

Dados Internacionais de Catalogação na Publicação (CIP)
(Câmara Brasileira do Livro, SP, Brasil)

Golik, Vera
    Tudo o que você precisa saber para vencer a celulite e ficar de bem com o seu corpo / Vera Golik. – 2ª ed. rev. e ampl. – São Paulo: Editora Senac São Paulo, 2012.

  Bibliografia
  ISBN 978-85-396-0212-4

  1. Celulite 2. Celulite – Diagnóstico e tratamento I. Título.

                                            CDD-616.77
95-2708   NLM-WR 220

Índice para catálogo sistemático:
1. Celulite : Diagnóstico e tratamento : Medicina   616.77

2ª EDIÇÃO
REVISTA E AMPLIADA

Tudo o que você precisa
saber para vencer a

celulite

e ficar de bem com o seu corpo

Vera Golik

Editora Senac São Paulo – São Paulo – 2012

ADMINISTRAÇÃO REGIONAL DO SENAC NO ESTADO DE SÃO PAULO
Presidente do Conselho Regional: Abram Szajman
Diretor do Departamento Regional: Luiz Francisco de A. Salgado
Superintendente Universitário e de Desenvolvimento: Luiz Carlos Dourado

EDITORA SENAC SÃO PAULO
Conselho Editorial: Luiz Francisco de A. Salgado
　　　　　　　　　　Luiz Carlos Dourado
　　　　　　　　　　Darcio Sayad Maia
　　　　　　　　　　Lucila Mara Sbrana Sciotti
　　　　　　　　　　Jeane Passos Santana

Gerente/Publisher: Jeane Passos Santana (jpassos@sp.senac.br)
Coordenação Editorial: Márcia Cavalheiro Rodrigues de Almeida (mcavalhe@sp.senac.br)
　　　　　　　　　　　Thaís Carvalho Lisboa (thais.clisboa@sp.senac.br)
Comercial: Jeane Passos Santana (jpassos@sp.senac.br)
Administrativo: Luís Américo Tousi Botelho (luis.tbotelho@sp.senac.br)

Edição de Texto: Vanessa Rodrigues
Preparação de Texto: Luciana Guimarães
Revisão de Texto: Isaura Kimie Imai Rozner, Juliana Muscovick, Miriam dos Santos
Projeto Gráfico e Editoração Eletrônica: Antonio Carlos De Angelis
Foto da Capa: Viperagp, © iStockphoto
Impressão e Acabamento: Corprint Gráfica e Editora Ltda.

Proibida a reprodução sem autorização expressa.
Todos os direitos reservados a
Editora Senac São Paulo
Rua Rui Barbosa, 377 – 1º andar – Bela Vista – CEP 01326-010
Caixa Postal 1120 – CEP 01032-970 – São Paulo – SP
Tel.(11) 2187-4450 – Fax (11) 2187-4486
E-mail: editora@sp.senac.br
Home page: http://www.editorasenacsp.com.br

© Vera Golik, 2012

Sumário

Agradecimentos, 11
Introdução, 15
Uma questão de autoestima, 17
Consciência corporal, 25
O que é celulite?, 41
As causas da celulite, 69
A celulite nas diferentes fases da vida, 93
O diagnóstico, 99
Tratamentos, 107
Exercícios e técnicas de autopercepção, 143
Expectativa de cura, 157
Posfácio, 161
Bibliografia, 163
Consultores, 165
Índice, 167

Nota do editor

Colaboradora das principais revistas femininas do país, Vera Golik vem acompanhando de perto, nas últimas décadas, a evolução nos produtos, técnicas e procedimentos de combate à celulite, que ocorre em 89% das mulheres. Paralelamente à atividade de jornalista e escritora, Vera fortaleceu sua atuação em entidades ligadas à melhoria da condição feminina, incluindo o Fundo de Desenvolvimento das Nações Unidas para a Mulher (ONU Mulheres) e o Conselho Estadual da Condição Feminina de São Paulo, como Conselheira. Pôde, assim, dar uma nova dimensão a seu trabalho como editora de beleza, levando em conta a pessoa que pretende aprimorar sua aparência para melhorar a autoestima e propondo uma reflexão madura sobre a busca pelo corpo ideal.

Tudo o que você precisa saber para vencer a celulite e ficar de bem com o seu corpo constitui-se, portanto, em uma publicação que reflete o compromisso máximo do Senac São Paulo: formar profissionais que aliem o saber fazer com o saber ser. É, também, uma leitura agradável, informativa e esclarecedora para todos que buscam o bem-estar.

Dedico este livro a
todas as mulheres
que buscam
caminhos para
se sentirem mais
bonitas, lutando para
se tornarem seres
humanos íntegros,
realizados, felizes e,
portanto, mais belos.

Agradecimentos

Muitas pessoas foram e estão sendo fundamentais em meu crescimento pessoal e profissional. Agradeço a elas por esse rico relacionamento, que reforça minha crença no poder transformador da comunicação. Assim, pela troca de experiências, o jornalismo, aqui em forma de livro, pode fornecer mais que informações, exercendo seu dever de descobrir soluções amplas que, antes de tudo, valorizam o ser humano em todos os seus aspectos.

Dirijo, portanto, meus sinceros agradecimentos a alguns parceiros diretamente ligados a essa ideia.

À equipe da Editora Senac São Paulo, por confiarem no meu trabalho e me convidarem a elaborar este livro, e agora reeditá-lo.

A Mitsue Morissawa, por seu profissionalismo e constante cuidado com a qualidade do texto, e a Gillian Borges, pela dedicação traduzida em suas reportagens.

Expresso meu reconhecimento a todos os profissionais aqui relacionados, como aos consultores, por dedicarem seu tempo e compartilharem o resultado de anos de prática e pesquisas, fornecendo informações preciosas para a elaboração deste projeto. Destaco especialmente a colaboração da amiga Denise Steiner, dermatologista, por compartilhar parte de seu vasto conhecimento sobre o assunto, além de reler todo o material que, em linguagem leiga, poderia gerar distorções do ponto de vista científico.

Dedico também meu afeto e minha imensa gratidão à querida amiga Lucy Penna, psicóloga, cujo alinhamento de pensamentos e ideias me ajudou a concretizar o desejo de tornar este livro, mais que um guia ou manual para enfrentar a celulite, um incentivo para as pessoas que buscam um melhor relacionamento com seu próprio corpo e imagem.

Sou profundamente grata ao apoio e ao incentivo de minha família – meu marido, Hugo Lenzi; minha irmã, Andrea; meus sobrinhos, Juliana, Daniel, Thiago e Cássia; minha cunhada, Rosanna; meus sobrinhos-netos, David e Julia; meus enteados, Isabella e Bruno; minha sogra, Helena; além dos meus queridos pais, Dejan e Dagmar, e meu irmão, Peter, que não mais estão presentes fisicamente comigo, mas sempre me inspiram a me aprimorar. Agradeço imensamente aos amigos-irmãos Solange Moura, Jaqueline e Frank Caramuru; Valkiria e Angelo Iacocca; Valéria Ranocchia; e Leno Silva, que aqui representam essa imensa rede de amizade que eu cultivo, que me alimenta e sem a qual eu não existiria.

A lista dos agradecimentos ficaria incompleta se não citasse os companheiros da Soka Gakkai, instituição que trabalha pela paz mundial por meio da cultura e da educação e à qual orgulhosamente faço parte, e as parceiras do Conselho Estadual da Condição Feminina, aqui representadas pela amiga e presidente delegada Rosemary Corrêa, grupos que me instigam a trabalhar ainda mais pela valorização e pela autoestima das mulheres.

E, como fonte máxima e primeira de inspiração, não poderia deixar de citar em meus agradecimentos o meu mestre da vida, o filósofo, pacifista e humanista Daisaku Ikeda, presidente da Soka Gakkai Internacional, que me treina diariamente na universidade da vida, me inspira, com seus profundos ensinamentos, a ter uma visão mais ampla da vida, permitindo-me agregar importantes valores ao meu trabalho, e me ensina, com seu exemplo, a cada dia valorizar ainda mais o ser humano, procurando transformar nosso planeta em um mundo melhor para viver, preenchendo de razão e sensibilidade nossas existências.

Introdução

"MAS, AFINAL, CELULITE TEM CURA?" **Sem dúvida, essa é uma das grandes preocupações que incomodam a maioria das mulheres.** Mas, além dessa questão, muitas outras giram em torno do tema e persistem sem encontrar respostas satisfatórias: "Os cosméticos funcionam?"; "Refrigerante dá celulite?"; "Os exercícios ajudam?".

Esclarecer, ou, ao menos, colocar alguma luz nesse campo obscuro, é o desafio que levou a transformar esse assunto em livro.

Os capítulos foram elaborados com base em uma pesquisa sobre informações e fatos científicos contemporâneos – e agora, revistos e atualizados, com a importante colaboração de consultores conceituados em suas especialidades.

O livro procura abordar o tema de maneira abrangente e descreve de forma simples e clara *o que é e como e onde se forma a celulite*, além de mostrar suas diversas causas e os melhores, mais modernos e eficientes tratamentos existentes.

Mas, mais do que ser um "guia prático", voltado tanto para quem tem o problema como para quem trata dele, este livro tem por objetivo convidá-los à reflexão sobre como anda a nossa relação com o próprio corpo, sobre quanto o conhecemos e se gostamos dele. Os primeiros capítulos já tocam nos delicados aspectos da *autoimagem*, da *autoestima* e da *consciência corporal*, assuntos que acabam sendo abordados em todo o livro, mesmo nos tópicos mais técnicos, pois são eles que podem estar nos fazendo ver celulite onde não existe, ou mesmo dar a ela uma importância maior do que certamente tem, outorgando-lhe até o poder de nos deixar de bem ou de mal com nós mesmas.

Assim, com uma visão ampliada sobre o corpo, pensando nele como um microcosmo, como sendo o nosso meio ambiente que cabe a nós preservá-lo, o livro pretende indicar e sugerir cuidados com a saúde que tragam soluções efetivas para a celulite, aliadas a um maior amor-próprio.

Uma questão de autoestima

O grau de ansiedade em relação não só à celulite, mas a tudo o que se refere a autoimagem, autopercepção e autoestima muitas vezes chega a extremos e distorce a visão que as pessoas têm de si mesmas, além de gerar falsas expectativas sobre os resultados dos tratamentos.

Ao procurar por uma perspectiva mais profunda, e consequentemente por soluções mais efetivas para o problema, antes de entrar de fato no assunto celulite, vale discutir o tipo de padrão de beleza feminina que foi criado (ou imposto) para que as pessoas, e em particular as mulheres, chegassem a esse nível de preocupação e desgaste físico e emocional sobre o tema.

Afastadas do contato com nossa própria imagem e constantemente bombardeadas pelas figuras das belas mulheres da TV e das revistas – reais ou virtuais –, o ilusório padrão de "mulher bonita e atraente" parece ficar sempre mais distante e impossível de alcançar.

Quem sabe não é o momento de percebermos que o problema não está nos centímetros a mais, no cabelo rebelde ou na celulite. E que talvez nem mesmo o tratamento mais eficiente seria capaz de nos satisfazer, pois na verdade estamos de mal com nós mesmas. Sem conseguir criar valor pela própria individualidade e pela personalidade, tentamos compensar buscando a "perfeição" pelo menos na aparência. Está claro que esse tipo de busca é uma tarefa inglória, que acaba nos deixando cada vez mais insatisfeitas, angustiadas e frustradas, distantes de nós mesmas.

Recentemente a autoestima tem sido alvo de estudos de pesquisadores que de fato se interessam em ampliar a consciência da mulher sobre os seus reais valores, para que ela possa equilibrar as conquistas obtidas em seus papéis sociais e sua satisfação pessoal como mulher, que gosta de se sentir feminina e também feliz com seu corpo.

O mito da beleza perfeita

No livro *O mito da beleza*, a autora americana Naomi Wolf discute pontos importantes sobre a imagem de beleza feminina que nos é imposta. O livro, escrito no começo da década de 1990, gerou polêmica e admiração dos críticos nos Estados Unidos e nos 14 países em que foi publicado ao alertar para as diversas ideias que vêm sendo disseminadas com a intenção de que nos distanciemos cada vez mais de nós mesmas e percamos nossos referenciais de beleza e autoestima. Com conceitos ainda muito atuais, a obra nos alerta para o fato de que, depois de tanta luta para a mulher impor seu papel social, surgiu *o mito da beleza* para mantê-la sob controle. Um trecho do livro diz:

> [...] a ideologia da beleza é a última das ideologias femininas que ainda tem o poder de controlar aquelas mulheres que a segunda onda do feminismo teria tornado relativamente incontroláveis. Ela se fortaleceu para assumir a função de coerção social que os mitos da maternidade, domesticidade, castidade e passividade não conseguem mais realizar. (Wolf, 1992, p. 13)

A ideia reforçada pela autora é a de que esse mito, chamado de ideologia da beleza, procura destruir psicologicamente e às ocultas tudo de positivo que as mulheres alcançaram material e publicamente até agora. Fatores sociais, políticos e econômicos à parte, o fato é que a mídia, as revistas, os anúncios, os filmes, as novelas acabaram criando um conceito estereotipado de beleza irreal, impossível de alcançar. Mesmo porque tudo o que é estereótipo não leva em conta as características e atributos individuais e prega uma imagem a ser seguida – em geral diametralmente oposta à que vemos no espelho. É nesse momento que temos grandes chances de perder a noção de nós mesmas. Vivendo essa imagem distorcida, interna e externamente, passamos a ter a sensação de que nós é que não somos competentes, fortes ou capazes o suficiente para "esculpirmos" o corpo como manda o modelo.

Talvez esse seja um bom momento – por exemplo, quando resolvemos ler um livro em busca da solução para um problema como a celulite – para avaliarmos bem essa questão. Se não tivermos claro que esse "querer estar mais bela e sem celulite" faz parte de um processo de autoconhecimento e autoestima, podemos nos encontrar em meio a essa confusão de conceitos em que a indústria da beleza e o culto à bela fêmea estão sendo usados contra a mulher, minando nossas resistências psicológicas e materiais, reduzindo nossas conquistas das últimas décadas a meras ilusões.

Fica no ar a questão de estarmos ou não caindo em uma nova armadilha, deixando de assumir o personagem estereotipado da "dona de casa e mãe de família exemplar" para encarnar a "modelo jovem-esquelética-com-tudo-no-lugar", tornando-nos não só um mercado fundamental em relação aos produtos para o lar, mas também ávidas consumidoras da indústria da beleza.

Para termos uma ideia do tipo de imagem que temos em mente quando queremos "perder os quilos extras ou nos livrar da celulite", dados estatísticos comprovam que, de alguns anos para cá, as modelos que aparecem nos anúncios e matérias das revistas e da TV têm, em média, 23% abaixo do peso que as mulheres *normais* com mesma idade e altura deveriam ter. Da mesma forma, quando tentamos um novo tratamento para celulite, muito provavelmente estamos perseguindo a imagem de uma dessas lindas pernas, lisas e impecáveis, que vimos através de alguma "vitrina". Certamente não de perto ou ao vivo, pois, as moças das revistas, da TV e da internet que aparecem sem qualquer nódulo de celulite, na maioria dos casos, receberam na verdade uma dose extra de maquiagem, luz especial do fotógrafo ou mesmo retoques dos mais modernos programas de computador e outras "mágicas" da tecnologia.

Assim, com esse modelo irreal impregnado em nossos corações e mentes, registrou-se uma época de distúrbios ligados à nutrição e uma corrida desenfreada às academias, aos tratamentos "milagrosos" para emagrecer ou perder a celulite e às clínicas de cirurgia plástica. Vale lembrar, como revela o livro de Naomi, que, paralelamente a essa neurose coletiva, só a indústria dos dietéticos continua a faturar bilhões e bilhões de dólares todos os anos nos Estados Unidos e no mundo. Muitas pesquisas confirmam o que já é óbvio, mas que insistimos em não querer ver.

Além de estar provado que as nossas "modelos" estão entre 10% e 30% abaixo do peso que pessoas saudáveis deveriam ter em sua idade, quando analisamos de perto alguns dados, eles são realmente assustadores. Um estudo realizado no Reino Unido, em janeiro de 2004, sobre a aparência física de adolescentes mostrou que seis em cada dez jovens pensam que seriam mais felizes se fossem mais magras. Segundo uma pesquisa divulgada em 2009 pela Georgia State University, nos Estados Unidos, a insatisfação dos jovens com o próprio corpo aumenta a chance de pensamentos suicidas. Os resultados demonstraram que só em pensar que estão acima do peso (mesmo que não seja verdade), 5,6% das jovens entrevistadas revelaram que tiveram pensamentos suicidas e 3,2% efetivamente tentaram tirar a própria vida em função dessa distorção – de imagem e de valores. Dados assustadores que merecem também uma boa reflexão.

Mas por que afinal ser tão incisiva contra a "busca" ou o "mito da beleza"? Será que o ideal é então convivermos com as chamadas "imperfeições" que, na verdade, podem ser apenas ilusão de ótica? Se continuarmos seguindo padrões irreais e até cruéis de um contorno corporal que nunca poderemos ter, não seria melhor deixar como está e nem sequer ler o restante deste livro? Ao que tudo indica, soluções radicais, mesmo as chamadas "conscientes" ou "politicamente corretas", podem nos agredir e até ir contra nosso amor-próprio. A imagem de uma beleza perfeita talvez seja insólita, mas com certeza a preocupação com a celulite existe e é válida.

A ideia é, primeiramente, ajustar o foco da nossa autoimagem e da percepção do corpo em que a vida habita. A partir daí poderemos usar as informações e os métodos elencados neste livro, ou outros que encontrarmos e acharmos confiáveis, para descobrir caminhos coerentes em nossa busca por uma aparência física adequada e integrada. Vamos nos conhecer melhor e aí, sim, procurar eliminar ou diminuir a celulite, se for o caso. Não por nos vermos e nos sentirmos "imperfeitas" e sim porque nos admiramos e merecemos nossos próprios carinhos e cuidados.

Consciência corporal

A visão sobre a vida e sobre o ser humano, em termos de saúde, bem-estar ou aparência, está cada vez mais abrangente e integral. Não é mais possível abordarmos qualquer assunto, inclusive a celulite, tomando-o isoladamente, pois assim estaríamos tentando mudar o efeito sem entendermos ou atacarmos as causas.

Antes de abordarmos os aspectos mais específicos da celulite, é importante reavaliarmos a imagem e as sensações que temos do próprio corpo. A partir desse novo enfoque, tanto a expectativa de cura como a decisão sobre o tipo de tratamento até a qualidade dos resultados poderão se tornar mais claros e efetivos.

Você é o próprio universo

O conceito de que "o corpo é o nosso ambiente e, portanto, cabe a nós preservá-lo" torna-se cada vez mais universal. Importantes pensadores e cientistas da atualidade concordam que o corpo é mesmo um microcosmo dentro do macrocosmo. Nessa analogia, podemos comparar a cabeça e o cérebro com o próprio planeta; o sangue que corre em nossas veias com o contínuo fluxo dos rios; os ossos, com as rochas (são até formados da mesma matéria); as 365 juntas dos ossos, com os 365 dias do ano, e assim por diante.

Como expõe o filósofo japonês Daisaku Ikeda,

> [...] temos a ilusão de que conhecemos a nós mesmos, mas raros compreendem o delicado equilíbrio mantido pelos nossos corpos. [...] Cada uma das nossas pequeníssimas células é uma vívida entidade trabalhando, junto com os órgãos, numa complicada espécie de ritmo para reproduzir um largo e unificado sistema do todo. É na harmonia das partes e do corpo inteiro que localizamos o fundamental compasso da vida. Diferentemente de uma máquina, o corpo é uma obra em estado incompleto, pois está sempre se expandindo e mudando. (Ikeda, 1982, p. 20)

Continuando, Ikeda afirma:

> O corpo humano é composto de cerca de 60 trilhões de células, realizando uma inimaginável multiplicidade de funções. Normalmente não temos consciência senão de uma ínfima fração dos processos que ocorrem dentro de nós. Só no cérebro há cerca de 20 bilhões de células em constante ação. Se fosse construído um computador para realizar todas

as funções do cérebro — adotando as mais avançadas técnicas —, ele cobriria toda a face da Terra. Se funcionaria ou não, é outra história. O corpo humano contém um espantoso arsenal de maravilhosas estatísticas. A total extensão dos vasos sanguíneos de um adulto, por exemplo, é de uns 96 mil quilômetros, mais de duas vezes a circunferência da Terra. Para respirar usamos 300 milhões de células pulmonares. O mais maravilhoso de tudo isso é a harmonia com a qual trabalham juntos todas essas células e órgãos para produzirem um ser vivente com uma própria mente criativa. (Ikeda, 1982, p. 21)

Ao buscarmos melhor entendimento e soluções eficientes para eliminar ou controlar a celulite, precisamos, antes de tudo, pensar que o processo que levou à sua formação está diretamente relacionado a todas as outras milhares de funções do organismo e também ao nosso equilíbrio emocional. Portanto, é importante termos acesso aos vários aspectos psicológicos que envolvem o assunto e que tanto podem ser causa como consequência dele.

A celulite no divã

"Em psicologia se diz que o corpo é como uma criança carente e que a gente precisa cuidar dele como uma boa mãe." Essa colocação é de Lucy Coelho Penna, Ph.D. em psicologia clínica, estudiosa e especialista em cinesiologia (ciência que estuda os movimentos do corpo), que vem desenvolvendo experimentos e importantes trabalhos, no Brasil, que integram a psicologia profunda de orientação junguiana ao trabalho corporal. Seu trabalho, voltado especialmente à valorização da mulher e ao resgate dos valores femininos, aborda os assuntos relacionados também à estética, inclusive a celulite, de maneira ampliada, como nos livros de sua autoria: *Corpo sofrido e mal-amado: as experiências da mulher com o próprio corpo* e *Dance e recrie o mundo: o poder criativo do ventre*.

Com base nessas reflexões obtemos um vasto panorama sobre aspectos psicológicos e até sociais que podem estar causando a celulite e, consequentemente, pior: causando angústia e rejeição ao próprio corpo. A ciência explica que a celulite é *coisa de mulher*. Sem dúvida, os fatores hormonais e a própria constituição física da mulher realmente a predispõem ao aparecimento da celulite. Mas o triste dessa história é que esse tipo de constatação é expresso como se fosse mais uma *praga*, cujo privilégio é exclusivo da mulher. O fato de podermos analisar o problema por outros ângulos talvez nos dê a oportunidade de tirar mais esse peso – e culpa – dos ombros, dos quadris, das pernas e, principalmente, da cabeça.

Já nos referimos ao autoritarismo dos padrões de beleza preconizados e à busca de uma beleza individual, exclusiva.

Mas como fazer isso? A mulher, hoje, está cada vez mais ativa e voltada para sua realização pessoal e profissional, o que a faz rejeitar esses padrões estereotipados, mas também a confunde quanto ao que considerar uma imagem corporal feminina natural. Sim, porque "natural" não quer dizer "idealizada". É claro que, à medida que ficamos mais seguras e autoconfiantes, não queremos ficar parecidas com ninguém, mas precisamos de estímulos e de parâmetros para encontrar nossos caminhos. Assim, em vez de ter um padrão para seguir, os estudos na área da psicologia mostram que a mulher deve levar em consideração vários aspectos individuais para traçar sua própria imagem adequada, como:

- o biótipo;
- as características genéticas (peso, altura, proporções, etc.);
- o estilo de vida.

Portanto, se somos latinas ou brasileiras, com um biótipo que nos dá formas, nos quadris e nas coxas, mais arredondadas que as das norte-americanas ou das japonesas, podemos nos basear nesse parâmetro para encontrar nossas medidas "naturais". Ou seja, jamais seremos "retas" como as norte-americanas e, certamente, não iríamos ficar mais felizes se fôssemos, certo?

Em relação às características genéticas, nem é preciso falar muito. Afinal, sabemos quanto influem as proporções predominantes na família em nossa constituição corporal.

A celulite também está intimamente ligada ao estilo e à qualidade de vida da mulher. As pesquisas deixam claro que o estilo de vida, os hábitos e a autoimagem nascem no grupo familiar. Nós imitamos o jeito de ser das outras mulheres da casa, frequentemente, sem perceber. Esse será um dos assuntos abordados mais adiante ao tratarmos das causas e dos fatores facilitadores do aparecimento da celulite. De qualquer forma, do ponto de vista psicológico e da percepção corporal, é interessante nos determos nesses aspectos da vida da mulher.

Um dos principais fatores relacionados ao surgimento da celulite e diretamente ligado ao estilo de vida inclui um fato muito comum para todas nós hoje em dia: passamos a maior parte do tempo sentadas. Parece simples, mas, se avaliarmos profundamente, veremos que desde os bancos escolares somos obrigadas a ficar sentadas por tempo demais. Acabamos conseguindo, com muito esforço, duas ou no máximo três horas por semana para nos movimentarmos em algum tipo de ginástica. Mesmo assim é pouco para compensar as dezenas de horas que passamos estáticas, muito mais paradas do que seria desejável sob uma perspectiva fisiológica e psicológica saudável, natural ou normal. A maioria de nós está levando uma vida realmente sedentária. Nessas condições, do ponto de vista psicológico, surgem diversas dificuldades de *reconhecimento*, *percepção* e *aceitação* de determinadas áreas corporais, principalmente os quadris e as pernas.

Ao que parece, acabamos criando espécies de "zonas mortas" em nosso corpo, principalmente as que mais denotam a feminilidade e que fariam com que nos sentíssemos mais seguras como mulheres.

Conhecer-se melhor brincando

A falta de percepção corporal também está ligada ao fato de priorizarmos cada vez mais as atividades intelectuais em detrimento da nossa intimidade com o próprio corpo. Isso acontece principalmente porque não nos conhecemos, não sabemos como nem para que existe cada parte do corpo. Formamos monoblocos, como se cada região fosse separada do todo. Podemos dizer que não nos familiarizamos com as áreas do corpo porque não "brincamos" com elas para saber como funcionam.

Os psicólogos abordam esse tema fazendo um parâmetro do nosso corpo com um brinquedo. Lembram que o primeiro impulso das crianças quando ganham um brinquedinho novo é desmontá-lo todo, desmanchá-lo em pedaços. Muitos pais ficam irritados com isso, mas é fácil mostrar que essa atitude é normal e saudável, sinal de que os filhos são inteligentes. Na visão dos pais, o *certinho* seria brincar como mandam as instruções, mas, para as crianças, isso certamente não seria tão interessante quanto desmontar e tentar saber como funciona o brinquedo.

Com o nosso corpo não precisamos chegar a ponto de desmontá-lo, é claro. Talvez bastasse movimentá-lo mais e observar cada movimento para nos tornarmos mais íntimas dele. A gente *tem de se experimentar.* Se ficarmos muito tempo sem entrar em contato com as sensações do corpo, vamos esquecendo dele. Em relação à formação da celulite, acontece o mesmo: se deixamos de experimentar o movimento das pernas, elas passam a ser de pouca utilidade para nós; servem apenas para sentar, levantar e dar alguns passos. Essa é uma característica do chamado "mundo civilizado".

Essas colocações elucidam o porquê de a queixa sobre a celulite vir aumentando nas últimas gerações. É frequente ouvir expressões de espanto em relação ao fato de a celulite estar proliferando e aparecendo em muito mais pessoas, até mesmo nas jovens e magras. A associação mais comum que se faz é com o tipo de alimentação ou a falta de exercícios. Na verdade, esses fatores influem, e muito, mas antes deles está a questão da falta de percepção corporal – a falta da consciência de que nosso corpo nos pertence (e que não apenas o "carregamos"), com celulite e tudo o mais.

De bem com o seu corpo

Do ponto de vista da psicologia, a celulite geralmente está associada a um processo não só de desconhecimento, mas de não aceitação do próprio corpo, que se origina da celulite ou acaba por provocá-la.

Os especialistas observam que essa não aceitação se expressa claramente em queixas sobre as áreas do corpo que a pessoa não conhece bem: "minhas pernas doem, meus tornozelos estão sempre inchados, o meu bumbum é muito grande...". Isso é resultado de todo um processo psicológico de desconhecimento, rejeição e negação dessas áreas do corpo.

A ansiedade por encontrar a cura definitiva ou um tratamento radical para a celulite pode ser um bom exemplo disso. No capítulo sobre tratamentos, vamos encontrar as várias formas de combater e controlar a celulite, e os métodos que utilizam aparelhos modernos e tecnologia avançada. Mas, antes de chegar a eles, vale a pena sentir como nos comportamos emocional e psicologicamente no momento em que buscamos esse tipo de ajuda.

Os psicólogos constatam que, quando resolve adotar técnicas cirúrgicas ou mesmo os tratamentos modernos com aparelhos, a pessoa não muda necessariamente de atitude diante de seu corpo. Na maioria das vezes, ela ainda tem pouca relação ou familiaridade com ele, ou mesmo rejeita sua condição atual, e está apenas procurando uma solução mais fácil para o problema. De novo está tentando tratar o efeito e não a causa. É a famosa procura por uma mágica que a "livre o mais rapidamente possível do que a está incomodando". É quando dizemos a nós: "Eu não gosto dos meus culotes cheios de celulite e não quero mais vê-los assim". Na psicologia, essa atitude é classificada como "ditatorial" ou "tirânica".

Voltando a comparar o corpo com a criança, parece que agimos em relação a ele como agimos com um filho, quando queremos corrigi-lo a qualquer custo e batemos nele. Sabe-se hoje, cada vez mais, que essa forma de agir não leva a nada. Não compreendemos uma criança batendo nela. Não convivemos bem com o nosso corpo nem obtemos boas respostas agredindo-o. Os recursos podem até ser bons, com eficiência "cientificamente comprovada", mas, se adotarmos uma atitude ditatorial, será uma forma inadequada de usá-los.

A consciência e o amor-próprio persistem como o foco principal de qualquer tratamento. Em vez de bater, é preciso tentar compreender a criança, tentar descobrir o que a faz agir de tal forma e ter tal tipo de reação, certo? Com o corpo acontece o mesmo. Em vez de querer resolver logo e de se submeter a todas as novidades que aparecem, primeiro é preciso saber o que está acontecendo com você. Porque suas células estão lhe mostrando, pela celulite, um comportamento inadequado. É bom saber por que a substância entre elas está endurecendo, criando nódulos, enquanto a pele está ficando flácida. Isso certamente está revelando um desequilíbrio energético nessa região.

A nossa reação diante de um quadro como esse geralmente é negativa. Se agirmos como uma mãe tirânica, vamos bater na "criança", agredir essa área do corpo, tentando corrigi-la a qualquer custo. Vamos aceitar – e mesmo pedir – que comprimam, apliquem choques ou cortem, até que *aquela* nossa parte (como se estivesse fora de nós) mude. Isso representa uma divisão dentro da pessoa. Não é mais a *nossa* coxa, é *essa coxa feia*, como se fosse um objeto à parte que detestamos.

Qual seria, então, a atitude mais adequada? O primeiro passo, segundo a psicologia, é a aceitação. Primeiro temos de nos aceitar, aceitar o que não está bom, o que não está bonito ou adequado. Essa aceitação não quer dizer se acomodar com o problema e deixar ficar como está. Depois de perceber que temos um problema, vamos tentar adotar uma *atitude amorosa*, como faríamos com um filho, procurando compreender o que estamos fazendo com nosso corpo e o que nos leva a criar o excesso de celulite.

Os vários aspectos da questão

Como acabamos de observar, obtendo a consciência corporal vamos encontrar os meios mais adequados para tratar a celulite.

Em relação ao estilo de vida, podemos começar questionando o modo como passamos os dias: por quantas horas ficamos paradas, sentadas ou em pé, e adotar medidas para mudar esse quadro, com algum tipo de atividade ou exercício que seja coerente com nossa realidade e não nos agrida ainda mais. Se o estilo de vida a obriga a ficar muito tempo sentada (se você trabalha escrevendo ou atendendo ao telefone o dia todo, por exemplo) e esse é um dos fatores principais do agravamento da sua celulite, não seria realista indicar que andasse a maior parte do dia. Ou seja, você pode nem estar "rejeitando" suas pernas, no sentido psicológico, mas as circunstâncias e seu modo de vida não a deixam fazer uso adequado delas. Assim, por meio de uma atitude amorosa, será preciso criar um espaço durante o seu dia para que você passe a utilizá-las mais.

A tranquilidade para agir partirá do conhecimento do corpo, do fenômeno que está ocorrendo com ele e dos recursos existentes para tratá-lo. Para isso, é preciso buscar mais e melhores informações vindas de fontes diferentes e confiáveis: em livros, *sites*, reportagens e com os médicos. Não nos contentemos com a explicação ou a solução aparentemente mais fácil e mais rápida. E a base de tudo será sempre a nossa autoestima, a atitude amorosa que teremos conosco.

Para dar o primeiro passo, o ideal é consultar um especialista em consciência corporal – um psicólogo, fisioterapeuta ou outro profissional com prática em algumas técnicas como massagem holística, eutonia ou dança, por exemplo – e adotar o procedimento adequado ao caso específico.

Com essa abordagem, começamos a perceber a extensão que um problema como a celulite pode ter. Por isso, é importante estar consciente de que os resultados dependem de uma visão multidisciplinar da questão.

Para chegar à tão esperada resposta à pergunta: "Afinal, a celulite tem cura?", teremos de dedicar um pouco mais de atenção ao que está ocorrendo, observando o fato sob seus diversos ângulos.

Como veremos adiante em detalhes, o caso deverá ser analisado e tratado sequencial ou simultaneamente por diversos especialistas, consultando primeiro um médico, que têm, ao mesmo tempo, noção da psicologia das próprias emoções e desenvolvem um trabalho de consciência corporal. Além disso, provavelmente serão indicados os cuidados de uma esteticista e, por fim, os seus próprios, no dia a dia.

Concluindo, é preciso integrar os vários métodos, ligando-os diretamente à causa do problema específico. É importante ter consciência de que não vão adiantar soluções superficiais nem radicais. E que a grande resposta para o problema da celulite está dentro de cada uma de nós. O importante seria tentar reorganizar-se de acordo com as próprias possibilidades, ampliando a visão de mundo, e jamais se acomodar ou procurar soluções milagrosas. Dá trabalho, mas em compensação você não só pode eliminar esse incômodo como também vai passar a se conhecer mais e saber dominar melhor as suas dificuldades e fragilidades. Vale a observação da psicóloga Lucy Coelho Penna:

> Se a mulher desconhece a dinâmica das próprias motivações inconscientes, ela se reduz ao ser coletivo – puro instinto –, que faz de si um objeto a ser apropriado, possuído, mas nunca amado. Por outro lado, essa condição geral está diretamente envolvida com as consequências reais da vida diária. Quando uma mulher pretende fundar para si mesma uma nova matriz, um novo ponto de apoio, mais sólido e consciente,

deve enraizar-se na terra. A sua terra é o seu corpo. Substituir os hábitos velhos por outros novos implica, praticamente, modificar as posturas, rever os gestos, resgatar as emoções, enfim, tomar consciência de si através do corpo. (Penna, 1989, p. 203)

No fim, o problema "celulite" pode ser um bom pretexto para a solução de vários outros desencontros internos e um passo a mais em direção ao nosso autoconhecimento.

O que é celulite?

Oitenta e nove por cento das mulheres "sofrem" com a celulite. Esse é mesmo um problema tipicamente feminino e bem abrangente. Mas, mais que isso, essa expressão denuncia quanto o desconhecimento físico e psíquico sobre nós mesmas faz da celulite um motivo de sofrimento.

Não é muito fácil chegar a uma definição desse desequilíbrio orgânico, mesmo porque ele pode ocorrer em mulheres magras, gordas, jovens, idosas, que fazem ou não exercícios e, além disso, pode ser provocado por diversos motivos que geralmente atuam em conjunto.

No entanto, a principal característica, comum a todas as formas de celulite, é a que mais incomoda: deixar ondulações e nódulos na pele, podendo chegar a doer bastante e ficar com o aspecto de casca de laranja quando atinge estágios avançados. Felizmente, para grande parte dos casos, há tratamentos com resultados bastante satisfatórios, mas que dependem sobretudo da motivação e do empenho de quem trata e de quem está sendo tratado.

Assim, partindo de uma consciência corporal mais profunda, o primeiro passo em direção a perspectivas reais de sucesso nos tratamentos específicos da celulite é eliminar as dúvidas, com base em fatos, estudos e constatações, e buscar apoio em terreno mais firme para a largada. Procuramos, a seguir, esclarecer alguns desses pontos, como a adequação do nome, a *definição* correta, a *localização*, a *formação* e a *evolução* da celulite.

A denominação

O consenso entre os especialistas é de que "celulite" é um nome totalmente inadequado para definir o problema, já que o sufixo *ite* significa "inflamação", algo que não está presente nas alterações observadas no fenômeno. Apesar de incorreto, o termo é mantido por ser conhecido e muito difundido, tanto por leigos como por profissionais médicos e de áreas de estética. Trocá-lo agora, depois de tantos anos de uso, seria difícil e geraria muita confusão. Com o desenvolvimento dos estudos e das pesquisas em torno do assunto, o termo que ficou definido cientificamente é *hidrolipodistrofia ginoide*. Como visto, é uma expressão de difícil memorização. Por isso, neste livro, além do termo cientificamente correto, continuaremos a usar também a denominação de domínio público conhecida como *celulite*.

O termo *hidrolipodistrofia ginoide*, ou HLDG, pode parecer uma incógnita para o leigo, mas ele se explica logicamente, com base nas origens e características reais do problema, como veremos detalhadamente mais adiante, no capítulo referente às suas causas. Neste momento, vale entender o que o termo significa, fazendo sua decomposição:

HIDRO = relativo a água e outros líquidos;
LIPO = relativo a gordura;
DISTROFIA = desordem nas trocas metabólicas do tecido;
GINO = designativo de mulher;
OIDE = forma de.

A definição

Com base nas várias definições encontradas, pode-se descrever a celulite ou a hidrolipodistrofia ginoide como uma alteração do tecido conjuntivo subcutâneo característica da mulher, com desequilíbrio do metabolismo, da circulação e das fibras de sustentação.

Mas, até chegar a essa definição genérica ou a outras, mais específicas e usadas pelos estudiosos e cientistas, houve muitas controvérsias, originadas principalmente da dificuldade que os próprios médicos e especialistas sempre tiveram em conhecer e entender melhor os processos que levam à celulite.

Segundo artigo publicado pelos médicos Paul F. Terranova, Enzo Berardesca e Howard Maibach, as primeiras tentativas para definir a celulite surgiram em 1922, quando os médicos franceses Alquier e Pavot a chamaram de "uma *distrofia celular complexa*, não inflamatória, do sistema mesenquimatoso, acompanhada de um problema do metabolismo da água, causando uma saturação do tecido conjuntivo pelos líquidos intersticiais". E diziam, ainda, que essa "distrofia complexa" representava "a reação elementar do tecido conjuntivo, sua resposta a toda agressão, seja traumática, tóxica, infecciosa ou devida a um distúrbio endócrino". (Terranova, Berardesca, Maibaich, 2006, pp. 157-167)

Essa forma complicada de tentar traduzir o que é celulite soou, durante muito tempo, como "grego" não apenas aos leigos, mas também, ao que tudo indica, aos médicos, mesmo sem discordarem por completo dessa explicação. O fato é que eles não encontravam uma definição mais clara, o que acabou gerando polêmicas e mitos, entre os quais o de que "não há solução para a celulite". Na verdade, ninguém sabia bem do que se tratava.

A definição mais completa e atual de celulite necessitou do esclarecimento de alguns pontos, como: se ela *é ou não uma doença* e, portanto, se deve ser diagnosticada e tratada por médico; se *é ou não sinônimo de gordura*; e se *é* mesmo *exclusividade das mulheres*.

Celulite é doença?

Todo esse tempo em busca de uma definição adequada para a celulite e o fato de não se saber bem o que ela realmente é fizeram com que muitos médicos deixassem o problema em segundo plano, considerando-o "apenas uma queixa estética".

Não se pode dizer que o problema seja grave no sentido dado pela medicina às patologias fatais, mas, sem dúvida, a "queixa estética" não é assim tão irrelevante nem tão superficial, pois sempre esteve presente entre as mulheres, incomodando-as estética, física e psicologicamente. O que ocorria (e ainda ocorre) era que essa falta de definição fazia a celulite ser diagnosticada e tratada, na maioria dos casos, sem um método específico, com maneiras diferentes de avaliação e de sequenciamento dos tratamentos, comprometendo os resultados. Sem saber a quem recorrer, a pessoa com o problema acabava sendo tratada por quem encontrava primeiro ou oferecia soluções que lhe pareciam confiáveis, ou seja, médicos de diferentes especialidades, esteticistas, consultoras de beleza que indicavam produtos específicos e até mesmo a amiga que conseguiu uma receita nova e "infalível". Conclusão: mais confusão e menos certeza de obter sucesso nos resultados. Finalmente, com a evolução das pesquisas científicas, grande parte dos médicos, principalmente aqueles que trabalham e estudam o assunto detalhadamente, passou a considerar a celulite uma *doença*. A hidrolipodistrofia ginoide é definida hoje na bibliografia médica como o conjunto de alterações do panículo adiposo subcutâneo, determinante do formato corporal da mulher, com perda do equilíbrio histofisiológico local.

O leigo pode não entender bem essa definição, mas o fato é que a ciência resolveu assumi-la e tomar conta dela. Portanto, se a celulite é mesmo uma doença e pode ter diferentes causas, ela deve ser diagnosticada e tratada por um médico, já que, mediante exames, ele pode detectar as causas com precisão e determinar o tratamento mais adequado para cada caso.

Em geral, os especialistas consultados no tratamento da celulite são dermatologistas, endocrinologistas e vasculares, pois a doença traz alterações nas camadas da pele, na produção hormonal e na circulação sanguínea. Outras especialidades médicas podem atuar também na busca de uma solução ideal para o problema. O mais importante não é a área de especialização do médico, mas a familiaridade e a experiência que ele tem com esse tipo de tratamento.

Celulite não é gordura

Outro mito comum, que já causou muita confusão, desviou a correta definição do problema e levou a tratamentos inadequados e consequentemente ineficientes, é o de que celulite é sinônimo de gordura. Assim, para entender *o que é a celulite*, é necessário, antes de tudo, dizer o que ela *não é*. E *celulite não é gordura*. Muita gente confunde as duas coisas porque onde há gordura localizada geralmente também aparece celulite.

Essa afirmação é facilmente comprovada pela simples comparação entre as características e as estatísticas das duas manifestações. Apesar de os índices de obesidade – caracterizada pelo aumento do número e tamanho das células de gordura (adipócitos) – ter crescido exponencialmente nas últimas décadas no Brasil, afetando cerca de 50% das mulheres adultas, *a celulite está presente em cerca de 90% da população feminina adulta* e é caracterizada por mudanças na estrutura interna das células de gordura e na substância que as envolve.

Na hipoderme, região da pele em que se forma a celulite, há duas camadas de células gordurosas: a primeira, mais próxima da superfície, é formada por células achatadas, enquanto a segunda, mais profunda, tem células mais arredondadas. Quando você engorda, aumentam o número e o tamanho das células de gordura na camada mais profunda. Já quando surge a celulite, algo diferente acontece: as células de gordura da camada mais superficial sofrem transformações, independentemente de aumentarem em número ou tamanho, e isso pode causar dor. Além disso, uma pessoa obesa pode ter a pele lisa, sem ondulações ou aspecto de casca de laranja, e não sentir dor.

É por isso que tanto as mulheres obesas quanto as muito magras podem ter o problema, desde que apresentem também fatores hereditários, hormonais ou circulatórios que as predisponham a essa alteração. A obesidade pode até causar o aparecimento de celulite, mas não é condição determinante para isso. Ou seja, na verdade, celulite e obesidade são duas condições completamente diferentes do organismo. No capítulo sobre as causas do problema, há mais informações referentes ao excesso de gordura ou à obesidade como fatores que podem contribuir para o aumento da celulite.

No quadro a seguir aparecem algumas comparações que podem ajudar a diferenciar celulite de gordura localizada. Na celulite, várias estruturas sofrem alterações, enquanto na gordura localizada só ocorre acúmulo de gordura.

CELULITE × GORDURA LOCALIZADA

Estruturas	Gordura localizada	Celulite
Células adiposas	Aumentam em quantidade (hiperplasia) e em tamanho (hipertrofia). Não apresentam qualquer alteração patológica.	Sofrem alterações na forma e no volume.
Fibras colágenas, reticulares e elásticas	Estão em seu estado normal.	São produzidas desordenadamente. As fibras colágenas e reticulares sofrem espessamento (fibrose). Nelas aparecem micronódulos. As fibras elásticas se rompem.
Capilares	Estão em seu estado normal.	Ficam relaxados e extravasam líquidos facilmente, ajudando na formação de edemas (inchaços). Podem se romper, causando o aparecimento de microvarizes.
Macromoléculas	São produzidas normalmente.	São produzidas em excesso, o que aumenta a hidratação do tecido, formando edema.
Pele	Superfície lisa, homogênea, macia, com cor normal.	Superfície áspera, com poros dilatados. Pode apresentar manchas claras.

É exclusividade das mulheres

Outra afirmação que gera discussão é a de que a *celulite é exclusividade das mulheres*. Quando a definimos, não podemos deixar de considerá-la essencialmente feminina, tendo em vista a importância dos fatores hormonais em sua formação, como constataremos adiante. Mal comparando, poderíamos dizer que a celulite está para as mulheres assim como a calvície está para os homens. Mas é bom ficar alerta para o que esse "sinal" representa para o subconsciente. Voltando às nossas considerações iniciais, o fato de a celulite afetar a maioria das mulheres não é motivo para começarmos a "arrancar os cabelos" ou para nos desesperarmos. Ao contrário, a consciência disso pode levar-nos a conhecer mais profundamente as reações e características próprias de nosso organismo peculiar, único e exclusivo, e a cuidar melhor dele.

Em resumo: todos os estudos já feitos e constatações atuais levam a concluir que é possível, sim, definir a celulite e tratá-la de diversas formas, e que, portanto, há condições reais de combatê-la com bons resultados.

Obviamente, depois de tanta polêmica, não seria possível dizer que o problema é simples nem resumi-lo em poucas palavras. Para os leigos, a hidrolipodistrofia ginoide pode ser definida como um conjunto de alterações na derme e na hipoderme que pode não apenas provocar ondulações ou nódulos antiestéticos e sensíveis ao tato como também complicações mais sérias, com dores e alterações visíveis na aparência, fazendo a pele adquirir o aspecto e a textura exagerados de uma casca de laranja.

Geralmente se manifesta na puberdade, sendo que, por diversos fatores, pode surgir em diferentes fases da vida, até mesmo em mulheres maduras. Afeta quem faz e quem não faz exercícios e atividades físicas e pode apresentar-se em tipos e graus de evolução diferentes.

Conclusão: trata-se de um problema complexo, como diziam médicos franceses no começo do século, pois pode aparecer em diversas fases da vida, pela interação de diversos fatores, mas com certeza não é um bicho de sete cabeças, desde que identificado com precisão.

A localização

Tipificada como um problema feminino, uma das características da celulite é justamente aparecer de forma localizada, em geral nas regiões que mais definem e marcam o contorno do corpo da mulher.

Os locais mais comuns de manifestação são as coxas, os quadris, as nádegas e a parte superior interna dos joelhos. Também a barriga, a parte interna dos braços e os tornozelos podem ser afetados. Em mulheres muito obesas a celulite pode aparecer em todo o corpo. A localização é influenciada por hormônios femininos que determinam o ponto em que as células de gordura e os líquidos vão se acumular.

A formação

A maior preocupação de quem tem celulite certamente é descobrir uma maneira eficiente de se livrar dela. É importante, no entanto, saber como a celulite se forma, pois só assim podemos avaliar conscientemente os diagnósticos e os tratamentos. Esse conhecimento pode ajudar a diminuir nossa ansiedade e a nutrir expectativas mais realistas em relação aos resultados, dando-nos a maravilhosa noção de sermos *donas de nós mesmas*.

Apresentaremos a seguir um panorama geral do *papel* e da *fisiologia da pele* e do *processo de formação* da celulite. Embora não tenhamos a pretensão de chegar a níveis técnicos profundos, talvez essas informações, traduzidas para uma linguagem leiga, possam ajudar mesmo os profissionais que já tratam do problema e têm conhecimento científico sobre ele a explicar o processo para quem está sendo tratado, confirmar procedimentos e ampliar a eficiência dos tratamentos aplicados.

Entendendo melhor a pele

O processo da celulite ocorre na pele, o maior órgão do nosso corpo, repleto de células, fibras e terminações nervosas, que, além de nos proteger das agressões do meio ambiente, é também responsável por nossa relação com ele.

A pele nos separa do mundo e também nos une a ele. É o limite. Dentro dela, os outros órgãos estão protegidos e a vida pode pulsar em seu ritmo. Ela une o que somos externamente ao nosso universo interno, físico e psicológico. Do lado de fora, define boa parte da nossa aparência, da forma do nosso corpo, comunica-se com o outro e com o ambiente, permite-nos sentir o vento, o calor, o frio, manifesta as emoções, o arrepio. Do lado de dentro, protege, organiza, nutre e sustenta o conjunto de funções, elementos e órgãos que compõem nosso organismo.

Não é por acaso que um problema complexo como a celulite ocorra justamente na pele. Aquela que, como diziam alguns médicos, era "apenas uma queixa estética", do lado de fora, sem dúvida é parte de um processo interno (de maior ou menor gravidade), com causas e consequências físicas e psicológicas.

Interpretações à parte, o fato é que nos interessa conhecermos a pele, tornarmo-nos mais íntimas dela, saber como reage às agressões, que provocam o aparecimento da celulite, para adotarmos tratamentos com mais consciência ou evitarmos que o problema surja ou piore.

No processo de autoconhecimento e autopercepção, vamos então "desmontar o brinquedo" *pele* para entendermos como funciona.

A pele é formada pela sobreposição de três camadas:

- ⊙ EPIDERME – composta basicamente de uma proteína muito resistente chamada queratina, é a camada superficial visível da pele, que nos protege das agressões do meio ambiente – mecânicas, químicas e físicas, assim como da perda de água.
- ⊙ DERME – camada localizada entre a epiderme e a hipoderme, composta basicamente de fibras do tecido conjuntivo, possui muitos vasos sanguíneos e linfáticos, além de terminações nervosas; é responsável pela formação de tecido cicatricial quando ocorre destruição da camada basal da epiderme, e aloja as glândulas sebáceas e sudoríparas e os folículos pilosos.
- ⊙ HIPODERME – formada de tecido adiposo e distribuída de forma muito irregular pelo corpo, é a camada mais profunda da pele, que tem por função servir de depósito de nutrientes de reserva e de isolante térmico para o organismo.

É na segunda e na terceira camadas – derme e hipoderme, respectivamente – que a celulite ocorre. Essas duas camadas têm a função primordial de dar sustentação à pele e resistência aos traumas, funcionando como uma espécie de amortecedor.

O tecido conjuntivo é composto de células, fibras colágenas e elásticas, vasos sanguíneos e terminações nervosas, tudo isso mergulhado em uma substância gelatinosa conhecida como *substância amorfa* ou *fundamental*, como veremos a seguir. Na hipoderme fica concentrado o maior número de células de gordura (adipócitos). O sistema linfático presente nessa camada é responsável pelo recolhimento do excesso de líquido do tecido.

Três dos elementos citados anteriormente merecem destaque especial no caso da celulite: as células, as fibras e a substância amorfa ou fundamental.

CÉLULAS

Na pele temos as células conjuntivas, as células adiposas, ou *adipócitos*, as células com funções diversas, também chamadas de *mesenquimatosas indiferenciadas*, e as células do sistema imunológico:

- as CONJUNTIVAS, particularmente os *fibroblastos*, são responsáveis pela elaboração dos componentes do

tecido conjuntivo, em especial pela produção das fibras e da substância fundamental;
- as ADIPOSAS, ou ADIPÓCITOS, são repletas de gordura e se concentram na parte mais profunda da derme, a hipoderme, organizadas sobre uma fina rede de fibras de colágeno, agrupadas em forma de cachos de uva e separadas por paredes de tecido conjuntivo, por onde passam os vasos sanguíneos e as terminações nervosas;
- as MESENQUIMATOSAS INDIFERENCIADAS têm capacidade de dar origem a qualquer outra célula do tecido conjuntivo, reparando tecidos;
- as CÉLULAS DO SISTEMA IMUNOLÓGICO são os mastócitos, os macrófagos, os plasmócitos, os linfócitos, etc.

Entre todas, as mais relacionadas ao processo da celulite são os fibroblastos e os adipócitos.

FIBRAS

As fibras encontradas na pele são as colágenas, as elásticas e as reticulares:
- COLÁGENAS – fibras de natureza proteica.
- ELÁSTICAS – fibras responsáveis pela elasticidade da pele e capazes de se estender, suportando fortes trações e voltando a sua forma inicial.

- ⊙ RETICULARES – fibras que têm as mesmas características das colágenas, sendo, no entanto, mais finas; dispõem-se entre as últimas e funcionam como comunicadoras em uma estrutura semelhante a uma rede.

SUBSTÂNCIA FUNDAMENTAL OU AMORFA

É constituída de sais minerais, macromoléculas proteoglicanas, ácido hialurônico e glicoproteínas. Abriga as células e as fibras do tecido conjuntivo e tem a consistência de um gel viscoso.

O processo passo a passo

A celulite começa nas camadas intermediárias da pele, na chamada *substância fundamental* ou *amorfa* do tecido conjuntivo.

Como vimos, é nessa substância meio gelatinosa que se localizam as células de gordura, as fibras colágenas e elásticas, os vasos sanguíneos e os fibroblastos (células que produzem a substância amorfa e as fibras). Embora tenha consistência de gelatina, ela tende a endurecer quando há uma desordem, como acúmulo de água, sais e resíduos na região. Em condições normais, funciona como condutora nas trocas de vitaminas, sais minerais, água, aminoácidos, radicais livres e principalmente oxigênio, efetuadas entre os vasos sanguíneos e as células. São essas trocas que garantem o bom funcionamento das células. Quando, por algum motivo, essa gelatina começa a ficar menos fluida, as trocas são prejudicadas.

Para entender melhor o processo, podemos compará-lo ao preparo da gelatina: da mesma forma que as partículas de pó de gelatina incham quando misturadas com a água e depois endurecem, os sais da substância fundamental formam nódulos. Na primeira fase, esses nódulos não estão endurecidos nem muito visíveis. Mas, se nada for feito para deter o processo, a substância começa a congestionar e se transforma em uma espécie de "esponja". Resultado: as paredes dos vasos e das células ficam frágeis e se rompem facilmente. As fibras elásticas também se rompem, formando "redes" fibrosas que, por sua vez, sufocam vasos e nervos. Quando há gordura localizada, o quadro piora: as células adiposas crescem e também comprimem a região.

Todos esses distúrbios não permitem à circulação cumprir seu papel de nutrir e oxigenar os tecidos e eliminar os detritos. Há uma asfixia local e o tecido conjuntivo fica subnutrido, sem elasticidade e com edema – é a celulite já bem aparente e difícil de eliminar.

Em alguns casos, a pressão é tanta que pode chegar até a camada mais profunda do tecido conjuntivo, comprimindo as células que formam os depósitos de gordura. Como já estão frágeis pela perda de água, essas células se rompem, podendo provocar uma inflamação. Nesse estágio, a celulite, além de antiestética e dolorosa, é um constante risco de infecção, devendo ser tratada por um médico e com prescrição de anti-inflamatórios.

Há vários fatores que podem desencadear o "endurecimento" da gelatina: hereditariedade, problemas hormonais ou circulatórios, obesidade, estresse, má alimentação e outros, que serão estudados mais adiante.

Também mais à frente, veremos a comparação de um tecido conjuntivo adiposo normal com outro afetado pela celulite.

A evolução

As alterações que levam um tecido normal a ser afetado pela celulite se instalam no organismo de forma gradual e progressiva. Como toda doença, a celulite passa por vários estágios, ou fases, e também pode ser classificada em tipos diferentes, como veremos a seguir.

Vale lembrar que todas essas classificações são, na verdade, teóricas e utilizadas para ajudar os especialistas a entender e estudar a celulite, pois na prática os estágios e os tipos geralmente coexistem, necessitando de tratamentos amplos de prevenção e ação para alcançar resultados melhores.

Os estágios

Com a finalidade de chegar a diagnósticos e tratamentos mais precisos, os primeiros médicos a descreverem a patologia da infiltração celulítica subdividiram o processo em quatro estágios.

PRIMEIRO ESTÁGIO

Esta é uma fase inicial em que a celulite não é percebida. O processo já está iniciando internamente, mas não pode ser visto nem sentido. Não se sabe exatamente como, mas, em determinado momento da vida da mulher, acontece um aumento da permeabilidade capilar, ou seja, os capilares sanguíneos (vasos finos e delicados) deixam extravasar mais líquido para o tecido do que de costume. Ao mesmo tempo, as células começam a armazenar gordura em excesso, provocando retenção de água entre elas. Essas alterações podem ser causadas por problemas hormonais, de compressão local (roupas e sapatos apertados, por exemplo), de aumento de peso, de estresse entre outros.

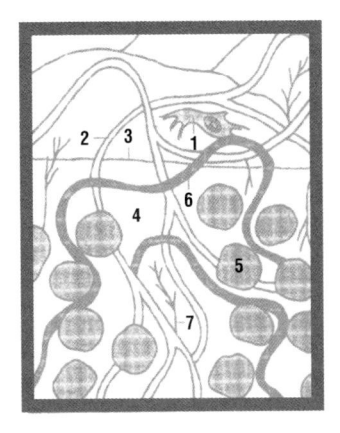

O TECIDO CONJUNTIVO ADIPOSO NORMAL
1. Células conjuntivas ou fibroblastos.
2. Fibras de colágeno agrupadas em feixe.
3. Fibras elásticas mais finas que dão elasticidade aos tecidos.
4. Substância fundamental na qual mergulham as células e as fibras.
5. Células adiposas, ou adipócitos, que ficam concentradas na hipoderme.
6. Vasos sanguíneos.
7. Terminações nervosas.

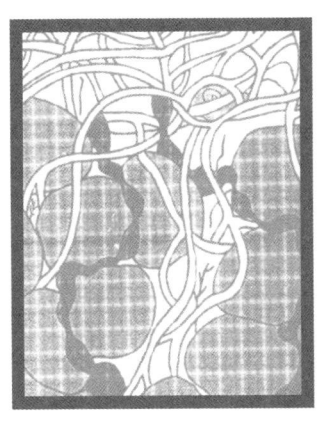

O TECIDO CELULÍTICO
Em relação ao tecido normal, apresenta uma série de modificações estruturais:
- as células adiposas ou de gordura aumentam em número e volume;
- há espessamento e proliferação das fibras de colágeno entre as células adiposas ou de gordura, provocando enrijecimento do tecido;
- a circulação e a drenagem dos líquidos ficam prejudicadas e reduzidas;
- os fibroblastos são encarcerados;
- as fibras elásticas tornam-se mais frágeis e se rompem;
- o emaranhado de fibras esclerosadas comprime vasos e nervos.

Esse é o retrato de um estágio já bem avançado de celulite, com um tecido mal oxigenado, subnutrido, desorganizado e sem elasticidade. A dor aparece pela compressão das raízes nervosas e pode manifestar-se espontaneamente ou com o contato.

Não há qualquer sinal ou sintoma externos de que a celulite está começando, mas, se estiver atenta ao corpo e às suas transformações, e a celulite for detectada no estágio inicial, a pessoa poderá evitar a evolução. Nesse momento o processo pode até regredir apenas com medidas preventivas e cuidados simples e constantes de quem pratica a autopercepção e busca maior consciência corporal.

SEGUNDO ESTÁGIO

Na evolução do processo, as mudanças estruturais vão ficando mais importantes:

- o sistema linfático, responsável pela eliminação das toxinas e pela drenagem dos tecidos, passa a ter ação limitada. Assim, qualquer acúmulo de líquido dá origem à formação de edemas;
- as células de gordura (adiposas) começam a aumentar de tamanho e a armazenar mais gordura do que seria considerado normal;
- todas as estruturas ali presentes começam a ser pressionadas pelas células adiposas aumentadas e pelo edema do tecido;
- os capilares sanguíneos se rompem, originando microvarizes, derramando mais líquido no tecido e aumentando os danos;

- ocorre uma liberação desordenada de macromoléculas, principalmente por ação hormonal, as quais aumentam a viscosidade do gel, ou seja, da substância fundamental;
- as fibras elásticas se rompem, formando estrias;
- as fibras de colágeno enrijecem (esclerosam);
- as trocas entre as células (de gordura, oxigênio, aminoácidos, sais minerais, água e hormônios) ficam prejudicadas pela maior viscosidade da gelatina (que fica parecida com uma cola) e pelas fibras alteradas;
- os fibroblastos, que dependem de boas trocas para funcionar perfeitamente, começam então a produzir substância fundamental com pH alterado e excesso de proteína.

É então que a celulite piora e gera mais celulite. Está formado o círculo vicioso.

Neste segundo estágio, os primeiros sinais de celulite passam a ser visíveis e podem ser sentidos sob palpação. A pele ganha o aspecto de acolchoado, com ondulações que se formam justamente em consequência do inchaço, do endurecimento das fibras e do acúmulo de substâncias no interior do tecido, que o impedem de se manter liso e distendido, fazendo aparecer os gomos na superfície da pele.

TERCEIRO ESTÁGIO

Esta é a fase em que aparecem os nódulos celulíticos que, além de visíveis, também podem ser sentidos. Ao criar-se o círculo vicioso, a região cada vez mais fragilizada é facilmente atacada pelos radicais livres – substâncias oxidantes, responsáveis pelo envelhecimento – piorando ainda mais as condições do tecido já bastante debilitado.

Os *sinais* são bem visíveis, não necessitando sequer de palpação para serem percebidos:

- pele áspera com poros dilatados e aspecto de acolchoado ou de casca de laranja;
- acúmulo de líquidos e gordura localizada principalmente nos culotes;
- inchaço nas pernas;
- microvarizes;
- associação de todos esses sinais com a flacidez.

Os *sintomas* mais frequentes são:

- sensação de perna pesada;
- câimbras;
- instabilidade emocional.

QUARTO ESTÁGIO

Este é o estágio mais avançado, considerado praticamente irreversível. As fibras colágenas e elásticas se agrupam, formando fibroses – cicatrizes internas – que, junto com os nódulos de gordura (agrupamento de células adiposas com excesso de gordura), estrangulam os vasos sanguíneos e prejudicam a fluidez do sangue. As fibras esclerosadas formam cápsulas ao redor das células, dos capilares danificados e dos nervos, que, mergulhados na gelatina endurecida, resultam em uma estrutura completamente enrijecida, incapaz de ser alimentada adequadamente e de eliminar as toxinas. Para piorar o quadro, as terminações nervosas (nervos na pele responsáveis pela sensibilidade) também são comprimidas, o que causa dor espontânea ou sob palpação.

O círculo vicioso, já praticamente irreversível, aumenta a deficiência circulatória, que, por sua vez, provoca maior acúmulo de gordura, e assim sucessivamente.

Todavia, mesmo esse quadro aparentemente assustador pode ser amenizado, principalmente por meio de cuidados intensivos e de um novo e saudável tipo de relacionamento com o próprio corpo.

Os tipos de celulite

Também com a finalidade de ajudar a reconhecer e diagnosticar o problema, foram determinados quatro tipos de celulite: flácida, dura, edematosa e mista.

CELULITE FLÁCIDA

Aparece frequentemente em mulheres que levam vida sedentária e que emagrecem e engordam rápida e constantemente. É comum que a pessoa portadora desse tipo de celulite tenha também a pele flácida, em geral nas regiões do culote e das coxas. A celulite flácida costuma estar associada a varizes e estrias e não é dolorosa.

CELULITE DURA

Pode aparecer em mulheres jovens que fazem exercícios regularmente. Estas costumam ter músculos bem delineados, tecido firme e não apresentam sinais de flacidez.

A celulite dura não é muito aparente. Para constatá-la, aperta-se a pele e, se surgirem placas compactas, é sinal de que o problema está isolado. E justamente, por estar em um tecido firme, sua pressão interna costuma ser mais forte, fazendo que doa bastante.

CELULITE EDEMATOSA

É o tipo mais grave, pode ser muito doloroso. Caracteriza-se por inchaço e nódulos e geralmente é causada por diabetes e distúrbios de tireoide, de ovários ou de metabolismo. Está em um estágio intermediário entre flacidez e firmeza. Aparece principalmente em mulheres mais velhas e/ou em estágios avançados da celulite.

CELULITE MISTA

Incorpora características de alguns ou de todos os tipos.

As causas da celulite

Para mudar o efeito, nada mais adequado e coerente do que ir direto às causas. Mas, tratando-se de celulite, essa busca acaba sendo um pouco mais complicada, pois, como já vimos, o problema é bastante complexo, já que pode ser provocado por diversos fatores, que geralmente atuam em conjunto.

De qualquer forma, os médicos precisaram investigar e identificar individualmente essas causas para determinar os fatores de influência em cada caso e por onde seria mais indicado iniciar o tratamento.

Assim, o consenso entre vários estudiosos do assunto levou a dividir as causas em duas categorias: as *principais* e as *secundárias*, estas últimas também chamadas de *fatores auxiliares na formação da celulite*.

Causas principais

HEREDITARIEDADE

Pode-se dizer que a celulite é definida geneticamente. Isso porque os genes determinam toda a nossa constituição. Por meio deles ficam definidas diversas características de nosso organismo, inclusive as que nos predispõem à celulite, como o equilíbrio da produção hormonal, a qualidade da circulação sanguínea e também o nosso *biótipo*, ou seja, a forma do nosso corpo. Assim, mulheres que têm o corpo em formato de pera – quadris largos, seios pequenos, pernas mais grossas – são mais propensas a ter celulite que as de pernas longas, finas e quadris estreitos. A mulher brasileira, cujo tipo físico é geralmente curvilíneo – reconhecido, admirado e famoso no mundo inteiro por sua forma de violão –, apresenta muito mais celulite que a norte-americana, com pernas compridas, pouco bumbum e seios grandes.

Por isso, ao observarmos a presença de celulite em nossas mães, irmãs, tias e avós, já constataremos nossa tendência hereditária e, portanto, poderemos adotar medidas preventivas quanto antes.

FATORES HORMONAIS

Somada à hereditariedade, podemos incluir a influência dos hormônios femininos – progesterona, prolactina, foliculina e principalmente estrógeno – entre as principais causas da celulite. Uma prova disso é que raríssimos são os homens que apresentam o problema.

Os hormônios são mensageiros químicos que controlam o meio interno e o funcionamento dos órgãos. Circulam no sangue em concentrações que, embora bem pequenas, são suficientes para determinar alterações importantes.

Ao longo da vida, a mulher passa por diversas transformações provocadas pelas variações da produção hormonal (ver mais detalhes no capítulo "A celulite nas diferentes fases da vida"), que podem causar a celulite.

- PUBERDADE – nessa fase, os níveis de hormônio ainda não estão bem estabelecidos e podem variar muito de um mês para outro.
- PERÍODO PRÉ-MENSTRUAL – a cada mês, durante esse período, ocorre uma sobrecarga de hormônios, principalmente em mulheres que sofrem de síndrome pré-menstrual.
- ENTRE O 14º E O 28º DIA DO CICLO MENSTRUAL – costuma ocorrer um aumento da produção de determina-

dos hormônios femininos (foliculina e progesterona), que têm como característica reter sódio e água, o que causa inchaço nos tornozelos, seios, coxas e culotes, além de provocar a sensação de peso nas pernas. Quando o organismo funciona normalmente, após a menstruação, a dosagem hormonal tende a reequilibrar e o inchaço, a ser reabsorvido. Mas, se essa drenagem não é perfeita, o líquido, as toxinas e outras substâncias ficam acumuladas na substância fundamental do tecido conjuntivo, desencadeando ou agravando a celulite.

- DURANTE A GRAVIDEZ, A MENOPAUSA E MESMO APÓS UM ABORTO — observam-se alterações hormonais que podem provocar o aparecimento da celulite.

Além desses, outros fatores podem contribuir para a manifestação do problema: algumas doenças, como disfunção ovariana ou tireoidiana, que alteram o equilíbrio hormonal; o uso de certos medicamentos como cortisona ou hormônios, e remédios para tratamento de ovário policístico e de infertilidade, que alteram em maior ou menor quantidade os níveis de hormônios do organismo; o uso frequente de determinadas pílulas anticoncepcionais que, por serem compostas de derivados de hormônios femininos (estrógeno e progesterona), aumentam a concentração desses hormônios já existentes no organismo, intensificando seus efeitos.

As pílulas anticoncepcionais mais modernas, porém, apresentam formulações mais eficientes e com menos efeitos colaterais. Os médicos acreditam que sua dosagem hormonal atualmente seja baixa demais para desencadear processos celulíticos. Isso porque, desde sua invenção há trinta anos, a concentração de estrógeno foi reduzida de 150 mcg para 30 mcg, ou seja, em 80%. Mesmo assim, ainda há pílulas com uma quantidade alta de hormônios que podem provocar retenção de líquidos, acúmulo de gordura e alterações na circulação sanguínea, fatores fundamentais no processo celulítico. Por isso, é importante consultar o ginecologista para ele administrar uma pílula que seja menos nociva para o caso.

O *biótipo*, como vimos, é determinado geneticamente, mas o que define o formato do corpo da mulher, mais curvilíneo, são justamente os hormônios femininos, que levam a um acúmulo de gordura e líquidos nas regiões como quadris, coxas e bumbum. É por isso que um corpo assim, em formato de pera, tem mais tendência à celulite.

Produzidos em excesso ou estando em desequilíbrio no organismo, os hormônios geram mudanças estruturais, como as relatadas a seguir.

O *estrógeno*, particularmente, provoca maior hidratação da substância fundamental, aumentando a viscosidade do gel, o que dificulta a difusão de nutrientes para as células. Esse mesmo hormônio leva a uma alteração das veias e do sistema linfático. As paredes das veias e dos vasos sanguíneos perdem o tônus, diminuindo o fluxo do sangue e alterando a circulação de retorno (dos órgãos para o coração).

Também pela ação hormonal, as células adiposas aumentam a assimilação de gordura.

A progesterona causa os mesmos efeitos que o estrógeno, mas com menor intensidade.

Alguns hormônios não sexuais também contribuem para o surgimento da celulite. São eles:

- ALDOSTERONA – aumenta a retenção de líquido, favorecendo o aparecimento de edema.
- INSULINA – estimula o acúmulo de gordura nas células adiposas.
- ADRENALINA – causa vasoconstrição ou diminuição do diâmetro dos vasos sanguíneos, prejudicando a circulação.

FATORES CIRCULATÓRIOS

Quando a circulação sanguínea não flui bem, as trocas entre o sangue e as células ficam prejudicadas. Ou seja, quem sofre de problemas circulatórios tem as paredes dos vasos mais permeáveis; por isso, estes liberam os mais diversos nutrientes na substância fundamental, aumentando sua viscosidade, e a partir daí pode se dar o início do processo celulítico.

Assim, as pessoas com varizes e vasos superficiais que se rompem com facilidade têm mais predisposição à celulite.

Mas a má circulação sanguínea também pode ser resultado do processo celulítico. Quando a gelatina (substância fundamental) onde estão as células de gordura na pele se torna menos fluida e mais endurecida, e as células de gordura aumentam em tamanho e número, o espaço é reduzido e os vasos sanguíneos acabam "estrangulados", apresentando alterações anatômicas até mesmo em suas paredes. Neste caso, a consequência torna-se a causa.

Causas secundárias

Além das três causas principais de celulite, há ainda diversas outras, que facilitam seu aparecimento: tipo de alimentação, obesidade, estilo de vida e fatores emocionais.

São chamadas de "causas secundárias" apenas como uma forma de classificação e não por que sejam menos importantes e determinantes. Por isso, toda atenção a essas possíveis causas ajuda a conhecer melhor seu corpo, a cuidar melhor dele e também a evitar ou tratar a celulite, é claro.

FATORES ALIMENTARES

Não existe esse ou aquele alimento que possa ser considerado o "grande culpado" pelo aparecimento da celulite, ou uma dieta específica para "acabar" com ela. Uma alimentação equilibrada, que mantenha o organismo todo funcionando perfeitamente, vai ajudar naturalmente a evitá-la. Como diz a dermatologista Denise Steiner, não existe receita de bolo nesses casos; a dieta ideal é a personalizada.

Já sabemos que celulite não é gordura nem obesidade. Por isso, uma dieta específica para perder peso pode ajudar, mas não atuar diretamente sobre o problema.

Mesmo mantendo uma alimentação saudável, convém permanecermos atentas às influências de determinados alimentos que atuam diretamente na piora ou na melhora da celulite. Como dica geral, é importante alimentar-se a cada três ou quatro horas, comer pouco à noite e mais no café da manhã e ficar longe dos enlatados, doces e frituras. Uma dieta adequada, direcionada para quem tem esse problema, deve conter o mínimo de elementos tóxicos, de substâncias que retenham líquidos e de alimentos que contribuam para o acúmulo de gordura e, ao mesmo tempo, deve incluir outros elementos que favoreçam os processos de digestão e nutrição.

É consenso entre os especialistas que alimentos antioxidantes ajudam a combater a celulite, e as proteínas melhoram a tonicidade da pele evitando a flacidez. De qualquer maneira, além de seguir uma dieta individual, o ideal é que ela seja balanceada e contenha tudo que o organismo precisa. "Vitaminas, proteínas, carboidratos, eletrólitos e muita água são fundamentais", como lembra a dermatologista Denise Steiner.

Enfim, a escolha da alimentação deve ser tanto quantitativa quanto qualitativa. Como forma de oferecer caminhos e opções para montar sua dieta saudável, encontramos alguns alimentos que podem ajudar especificamente tanto a combater celulite como a evitar a flacidez e a gordura localizada. Outros são aqueles que devemos evitar ao máximo.

O QUE COMER

1. Acrescentar MAIS FIBRAS à alimentação: verduras, frutas com casca e cereais integrais, pois eles ajudam o organismo a eliminar as toxinas em geral.

2. Tomar MUITA ÁGUA (de 1 a 2 litros por dia): a água também atua na limpeza do organismo, ativando o funcionamento dos rins e da bexiga, melhorando a eliminação das toxinas. Mas atenção: é importante evitar beber água durante as refeições, pois o suco gástrico é diluído, prejudicando a digestão. Essa quantidade de água também não é indicada caso *não haja u*m controle do sal e de outras substâncias que retêm líquidos, pois pode piorar a situação.
3. Escolher ALIMENTOS MAGROS: de preferência carnes menos gordurosas (peixe, peito de frango ou de peru), vegetais com baixo teor de carboidratos (abobrinhas, brócolis, espinafre e aspargos, por exemplo, lembrando que este último é particularmente benéfico, já que age como diurético natural).

Alguns itens são especialmente benéficos:
- SOJA: tem lecitina, que fortalece a pele.
- SALMÃO, AMÊNDOAS E AZEITE DE OLIVA: são ricos em ácidos graxos essenciais, que ajudam a reparar tecidos da pele.
- PEIXE BRANCO, FRANGO, FEIJÃO E LEGUMINOSAS: contêm aminoácidos que combatem a retenção de líquidos.
- FRUTAS CÍTRICAS, ABACAXI, MAMÃO: são ricas em vitamina C, essencial para a criação de colágeno saudável.

- ABÓBORA, BRÓCOLIS, TOMATE, ESPINAFRE, CENOURA E FRUTAS COMO A LARANJA E A ACEROLA: além da vitamina C, contêm vitamina E, licopeno e flavonoides, que são antioxidantes. Ou seja, ajudam a liberar toxinas produzidas pelo organismo, melhorando as condições gerais da pele e também a celulite.
- PEIXES, LINHAÇA: estes (e outros alimentos ricos em Ômega 3 e Ômega 6) são antioxidantes e ajudam a liberar o organismo das toxinas.

O QUE EVITAR

Há também uma relação dos alimentos que devemos evitar.

1. AÇÚCAR: alimentos ricos em açúcar produzem mais radicais livres do que a gordura e contribuem para a inflamação do tecido.
Café e outras bebidas cafeinadas – prejudicam o sistema linfático.
2. ÁLCOOL: aumenta os radicais livres e pode levar ao armazenamento de gordura.
3. EXCESSO DE SAL: em grandes quantidades no organismo, facilita a retenção de líquidos, promovendo a formação de edemas e prejudicando ainda mais todo o tecido em que a celulite se desenvolve. Além de evitar o uso exagerado de sal no preparo das re-

feições, é preciso restringir a ingestão de alimentos muito salgados, como linguiça, bacon, pratos prontos e sopas muito condimentadas, além de batatas fritas e salgadinhos.

4. GORDURA, FRITURA E DOCES EM DEMASIA: além de dificultar a digestão, aumentam o número e o tamanho das células gordurosas, congestionando o tecido conjuntivo.
5. ENLATADOS E REFRIGERANTES, AÇÚCAR: costumam ter em sua composição substâncias que se transformam em toxinas e que o organismo tem dificuldade de eliminar.

EQUILÍBRIO SAUDÁVEL

Independentemente da questão da celulite, é importante verificarmos se nossa alimentação está, de modo geral, correta. A pessoa bem alimentada não só apresenta boa saúde como é mais equilibrada emocionalmente.

A dieta ideal é aquela que atende às necessidades do nosso organismo, levando em conta vários fatores, como idade, peso, altura, atividade física, estado fisiológico (gestante e nutriz, por exemplo), clima, presença de doença, etc.

Pode-se dizer genericamente que uma alimentação saudável é variada e bem equilibrada e que privilegia alimentos frescos, de preferência sem agrotóxicos, de baixo teor calórico e ricos em substâncias nutritivas.

Os alimentos são compostos de nutrientes – proteínas, gorduras, carboidratos, vitaminas, sais minerais, fibras e água – que, por cumprirem diferentes funções, são divididos em três grupos: os *construtores*, os *energéticos* e os *reguladores*.

1. CONSTRUTORES: responsáveis pela construção do organismo são ricos em proteínas e cálcio (por exemplo, todas as carnes, leites e derivados, ovos, frutos do mar e leguminosas, como feijões, soja e ervilha).
2. ENERGÉTICOS: fornecem energia ao organismo, e suas principais fontes são os carboidratos e as gorduras encontrados nos cereais (milho, trigo, arroz), féculas (batata, mandioca), açúcares (cana, beterraba, frutas), nos óleos e na manteiga.
3. REGULADORES: auxiliam o bom funcionamento do organismo, normalizando suas funções; ricos em vitaminas, sais minerais, fibras e água, estão presentes nas frutas, verduras e legumes.

Há não muito tempo as fibras e a água estavam ausentes da lista dos nutrientes, mas recebem hoje destaque especial nos programas de dieta balanceada. As *fibras* têm ação fundamental na desintoxicação do organismo e, em especial, no bom funcionamento do intestino. A *água* é responsável por todas as reações químicas do organismo, pelo transporte de nutrientes, pela regulagem da temperatura do corpo e pelo bom funcionamento dos rins, bexiga e intestinos, melhorando a eliminação das toxinas. Ela representa cerca de 70% do peso corpóreo e, para mantê-la em bons níveis, deve-se consumir no mínimo seis copos diários, de preferência fora das refeições, pois ela dilui o suco gástrico, dificultando a digestão.

PROPORÇÕES DOS ALIMENTOS DE UMA DIETA SAUDÁVEL

Construtores	Energéticos	Reguladores
2 porções de carne	4 porções de carboidratos	2 porções de vegetais verdes e derivados
2 porções de leite	1 porção de gordura	2 porções de amarelos
		1 porção de outros vegetais
		2 porções de frutas cítricas
		2 porções de outras frutas

EXEMPLO DE CARDÁPIO EQUILIBRADO

Café da manhã	Almoço	Jantar
Café com leite	Arroz	Frango assado
Meio mamão papaia	Feijão	Abobrinha refogada
	Bife acebolado	Salada de agrião
	Couve refogada	Laranja
	Salada de tomate	
	Pudim de leite	

OBESIDADE

No capítulo anterior, ao tratarmos da definição de celulite, procuramos esclarecer as diferenças entre celulite e obesidade, duas condições do organismo completamente distintas que muitas vezes podem estar associadas.

Agora, ao falarmos das causas, é importante retomarmos a questão da obesidade, na medida em que as mudanças no tamanho das células de gordura em determinada região favoreçam o surgimento ou a piora da celulite. Como foi explanado no tópico sobre a *formação* da celulite, as células adiposas, ou adipócitos, desempenham papel fundamental no *processo evolutivo* do problema: à medida que aumentam de tamanho por armazenarem mais gordura, elas comprimem os sistemas vascular e linfático vizinhos. As veias comprimidas sofrem vazamentos ou passam a fazer trocas insuficientes com as células. O sistema linfático, que é responsável por drenar o excesso de fluidos e toxinas, perde a capacidade de agir eficazmente. Por isso, esse acúmulo de líquidos e toxinas reage quimicamente com outros componentes do gel (substância fundamental ou amorfa), tornando-o endurecido. Assim é desencadeado todo o processo celulítico.

Por isso, o controle da obesidade, com o devido acompanhamento médico, além da perda de peso, pode induzir também a um tratamento concomitante, específico para a celulite, caso o problema seja corretamente identificado e diagnosticado.

ESTILO DE VIDA

Nosso corpo não é uma máquina que podemos programar, desprogramar, ligar, desligar ou cujas peças podem ser trocadas quando falham. Se isso, por um lado, parece ser uma desvantagem, por outro é a nossa grande sorte. Nós não temos os limites das máquinas e não corremos o risco de nos tornarmos obsoletos como elas. Embora nosso tempo de vida seja relativamente limitado, temos um potencial infinito para vivê-lo e aproveitá-lo, estamos em constante mutação e detemos uma imensa capacidade de transformação.

Assim, a celulite pode ser muito mais que um problema localizado e físico. Ela sinaliza não apenas alterações em nosso organismo mas também algo de errado em nosso modo de viver.

Embora o estilo de vida seja classificado aqui como uma das causas *secundárias* da celulite, ele tem importância fundamental no desencadeamento e determinação das causas *primárias*.

Eis alguns aspectos de nosso modo de viver que podem facilitar o aparecimento da celulite e, portanto, devem ser evitados:

- USO CONSTANTE DE SAPATOS DE SALTO ALTO E MUITO APERTADOS: dificultam a circulação e forçam a postura corporal. Assim, recomenda-se o uso de sapatos confortáveis, de salto baixo e compacto (de 2 cm a 3 cm, aproximadamente), para que a barriga da perna (panturrilha) permaneça mais tempo contraída, auxiliando a circulação de retorno.
- USO CONSTANTE DE ROUPAS JUSTAS E APERTADAS: também prejudicam a circulação. Para evitar a celulite e não correr riscos de agravá-la, a melhor sugestão é manter-se confortável e à vontade o máximo que conseguir, sem tentar entrar em "armaduras" ou "formas" que não são as suas.

A seguir destacamos os fatores sedentarismo, excesso de toxinas e estresse, que fazem parte de nosso estilo de vida e influem diretamente nos processos de autoestima e autoconhecimento e, consequentemente, no desencadeamento e no agravamento do processo da celulite.

SEDENTARISMO

Não é preciso ser atleta ou fã incondicional de ginástica para sair do time dos que levam uma vida sedentária. Sim, porque ficar a maior parte do tempo sem mexer o corpo, sabendo usar todos os movimentos e sensações que ele propicia, é o que pode ser considerado uma boa definição de *vida sedentária*.

Recapitularemos aqui um pouco do que foi tratado no capítulo sobre consciência corporal, lembrando que a escolha por "se mexer" é também uma opção por uma melhor qualidade de vida.

Falando especificamente sobre a celulite, vamos relembrar que entre suas causas principais estão os *fatores circulatórios*. E é praticamente impossível falar em melhora da circulação sanguínea sem falar em movimentar o corpo.

Não há dúvida de que os exercícios físicos melhoram a circulação sanguínea. Mas começaríamos a mudar essa condição atual de sedentarismo se simplesmente nos puséssemos a pensar que passamos a maior parte do dia sentadas com as pernas cruzadas (o que interfere diretamente na circulação dos membros inferiores, por pressionar a principal veia do interior da coxa, deteriorando essa frágil região) ou em pé, paradas (dificultando a circulação de retorno), e que poderíamos fazer movimentos simples (como os sugeridos no capítulo "Exercícios e técnicas de autopercepção") para compensarmos tudo isso.

É importante que nos movimentemos e escolhamos a atividade física mais coerente com nossas aptidões, gostos e tempo disponível. Andar, nadar, pedalar, praticar artes marciais, escalar montanhas, dar voltas pelo quarto, etc., tudo é válido para não ficarmos paradas e acomodadas nas desculpas de sempre: "não tenho tempo", "não gosto de ginástica", "isso não é para mim", etc.

No processo de formação da celulite, essa luta contra a vida sedentária e a adoção de algum tipo de exercício têm efeitos concretos: ao ativar o fluxo sanguíneo, a atividade física estimula o funcionamento do sistema linfático (ligado aos vasos sanguíneos e responsável pela eliminação de toxinas do organismo), ajudando a evitar ou a diminuir a celulite. Os exercícios também melhoram o tônus muscular, combatem o estresse e aumentam o calor do organismo, estimulando a formação de uma substância chamada adenosina monofosfato cíclico (conhecida como AMPc), que ativa as enzimas atuantes na queima de gordura armazenada nas células.

No caso específico da celulite já instalada, é bom evitar os exercícios de alto impacto (ginástica aeróbica e corrida, por exemplo), porque eles podem causar microtraumatismos em regiões já bastante fragilizadas, piorando o problema. Os exercícios mais indicados são os aeróbicos de baixo impacto, como ciclismo, natação e caminhada, que produzem boa queima calórica, eliminam excesso de líquidos e trabalham mais diretamente as pernas. É importante que o exercício seja indicado e aprovado pelo médico que está tratando o problema (e, portanto, sabe em que grau ele se encontra), fazendo, assim, parte do tratamento. Além disso, ele deve ser supervisionado por um profissional da área de educação física ou que trabalhe com técnicas de consciência corporal.

EXCESSO DE TOXINAS

O estilo de vida inclui vários hábitos que acabam levando ao acúmulo de toxinas e que, se quisermos ter bons resultados em qualquer tratamento contra a celulite, devemos tentar abolir esses hábitos de nossas rotinas.

Ingerimos, consumimos, retemos e dificultamos a eliminação de toxina, ou seja, em nossa vida diária incluímos hábitos intoxicantes e não os contra-atacamos com outros hábitos desintoxicantes. Ingerimos álcool, refrigerantes, café, chá preto, fumamos, não tomamos água em quantidade adequada, não nos alimentamos corretamente e levamos a vida que culmina no excesso de tensão e cansaço.

Vejamos, caso a caso, o que esses hábitos significam para nosso bem-estar físico e como podem influenciar a instalação e/ou o agravamento da celulite:

- ÁLCOOL: transforma-se em açúcar, provocando, entre outros efeitos nocivos, aumento de peso, o que influi diretamente na formação da celulite.

- REFRIGERANTES: além do açúcar, eles têm sódio (sal), cuja característica nociva é a retenção de líquidos, tema a que já nos referimos anteriormente.
- CAFÉ E CHÁ PRETO: contêm muita cafeína, que ataca o sistema nervoso central, alterando a produção hormonal e, consequentemente, agravando o estado do tecido conjuntivo.
- CIGARRO: suas toxinas estão entre as piores, pois causam alterações nas paredes vasculares, dificultam a oxigenação e causam problemas para o funcionamento do organismo como um todo.
- FALTA DE HÁBITO DE TOMAR ÁGUA E DE SE ALIMENTAR CORRETA E CALMAMENTE: afeta, entre outros órgãos, os rins e o intestino, o que dificulta a eliminação de toxinas.
- EXCESSO DE TENSÃO E CANSAÇO: também causa a retenção de toxinas no organismo.

ESTRESSE

Além da retenção de toxinas, o excesso de tensão e cansaço pode provocar danos maiores, e certamente o fato de nos permitirmos chegar a tal ponto também é uma questão de estilo de vida.

Sabe-se com certeza, atualmente, que o estresse age no organismo, podendo desencadear alterações no funcionamento do sistema nervoso central, do sistema imunológico e do sistema hormonal. Prova disso é que, quando a mulher passa por uma crise de estresse, não raramente sua menstruação fica desregulada. Se o estresse age até nos níveis de hormônio do organismo, é evidente que você deve tentar entender o que o está causando e tentar controlá-lo (se não puder evitá-lo) para, entre outras coisas piores, impedir a instalação da celulite.

O estresse também provoca a liberação excessiva de adrenalina no organismo, o que leva à vasoconstrição, uma diminuição na espessura dos vasos sanguíneos que dificulta a chegada de nutrientes e oxigênio nas células. Todo esse quadro influencia inclusive outros aspectos de nossa atividade: leva-nos, por exemplo, a comer excessivamente, a acumular tensão ou a ter períodos de insônia, causando mais desequilíbrios no organismo, contribuindo para o aparecimento da celulite em quem já manifesta essa tendência.

O controle dos níveis de estresse está diretamente ligado ao autoconhecimento e ao estabelecimento de limites que somente nós mesmos podemos nos impor, baseados no bom-senso e principalmente na autoestima.

Os tratamentos modernos e com melhores resultados são os mais simples, fundamentados em antigas técnicas e conhecimentos. Orientadas pelo médico, podemos descobrir um tratamento eficiente para cada caso, à base de florais, aromaterapia, cromoterapia, relaxamento, técnicas de respiração, psicoterapia, ou mesmo a adoção de novos hábitos, como cuidar de animais e plantas, praticar música e pintura ou, ainda, unir e alterar vários desses métodos.

FATORES EMOCIONAIS

Pode-se dizer que as emoções causam celulite quando estão em desequilíbrio ou não são suficientemente liberadas.

Qualquer tipo de manifestação emocional produz alterações bioquímicas em nosso corpo. Uma emoção faz o organismo secretar amônia e outras substâncias que entram na corrente sanguínea, o que as vincula diretamente ao funcionamento dos órgãos e até a função das células e de todo o metabolismo.

Assim, se temos uma vida emocional primordialmente solta, leve e alegre, nossa tendência, mesmo ao manifestarmos as mais diversas reações (susto, medo, contrariedade, etc.), é não acumular nada, conseguindo extravasar ao máximo. Essa descarga emocional e física pode acontecer de diversas formas: pela voz (gritos, desabafos), pelo suor, pelo choro e até por pesadelos. Mas, se andarmos emocionalmente perturbadas, ou nosso corpo não estiver funcionando bem, não haverá como descarregar facilmente as substâncias liberadas com as manifestações emocionais do dia a dia.

Infelizmente, um dos pontos mais comuns de acúmulo dessas toxinas na mulher está justamente localizado nas pernas. É por isso que se diz que as emoções que não conseguimos liberar vão ficando acumuladas nas regiões do corpo que são menos movimentadas ou tocadas. Ou seja, quando a circulação sanguínea e de líquidos do local é inadequada e as emoções não fluem como devem, as possibilidades de a celulite instalar-se tornam-se maiores.

A celulite nas diferentes fases da vida

Várias das causas citadas no capítulo anterior podem influenciar isolada ou simultaneamente o organismo da mulher de diversas formas durante as diferentes etapas da vida. E o processo da celulite está intimamente ligado às transformações que ocorrem em cada uma dessas etapas. Assim, reconhecendo a fase pela qual estamos passando, vamos entender mais claramente o que ocorre em nosso organismo e, portanto, controlar melhor os diversos efeitos, inclusive a celulite.

Na adolescência

Nesse período os órgãos sexuais começam a amadurecer e, consequentemente, inicia-se a liberação dos hormônios femininos (estrógeno e progesterona) no organismo. Além disso, é muito comum a instabilidade hormonal, ou seja, ocorrem picos de produção de estrógeno até o ciclo tornar-se regular. Como essa normalização chega a levar de três a quatro anos, o desequilíbrio hormonal ocasiona a retenção de líquidos, favorecendo a instalação da celulite.

Na adolescência, ocorre geralmente uma evolução muito rápida do corpo da mulher: ela aumenta de peso, desenvolve os seios e formas arredondadas nas pernas e quadris, além dos pelos axilares e pubianos. Se tais transformações não se associarem aos desequilíbrios hormonais e à retenção de líquidos de forma mais grave, a celulite que a adolescente costuma ter pode regredir voluntariamente e até mesmo desaparecer no final dessa fase.

De qualquer forma, é um bom momento para dar atenção especial às transformações do corpo, eliminar tabus, aceitar e aproveitar as mudanças. Formando um "ambiente" favorável, o corpo funciona melhor e os problemas tendem a ser menores. Como as alterações hormonais e circulatórias são comuns nessa época, também é aconselhável adotar medidas preventivas, evitando as causas secundárias da celulite já mencionadas.

Após os 20 anos

É por volta dos 25 anos até os 35 anos que a celulite costuma instalar-se na maioria das mulheres. Nesse período, os vários fatores que começaram a agir na adolescência podem agravar-se. Aos problemas hormonais e vasculares e de tendência hereditária, que estão na base da manifestação da celulite, soma-se o fato de que a mulher geralmente começa a trabalhar nessa fase, o que, na maioria dos casos, quer dizer: mais tempo sentada e menos atividade física. É o início da vida sedentária.

O uso da pílula anticoncepcional também é mais comum nesse período e, segundo alguns médicos, isso pode desencadear o processo. De qualquer forma, esse não é um fator tão importante, pois, como vimos, a maioria dos especialistas acredita que a dosagem hormonal das pílulas atuais é baixa o bastante para evitar o aparecimento do problema.

Mesmo que a presença do problema ainda não esteja visível, esse é o momento certo para verificar se o processo já começou internamente e para adotar os primeiros cuidados. O controle ou a eliminação da celulite existente nessa fase depende principalmente da rapidez com que se procura o tratamento.

Na gestação

Durante os nove meses da gestação, e às vezes por um tempo após o parto, ocorrem várias mudanças no corpo da mulher. As taxas de determinados hormônios – prolactina, estrógeno e progesterona – tornam-se seis vezes maiores que o normal; o aumento do volume da parte inferior do abdômen prejudica a circulação sanguínea, principalmente nas pernas.

Apenas essas alterações hormonais e circulatórias já seriam suficientes para desencadear a celulite, mas a situação pode agravar se a tais fatores se somarem o excesso e o acúmulo de peso. Se, no entanto, a gestante controlar o peso, mantendo alimentação e atividades adequadas ao seu estado, e adotar cuidados e carinhos especiais com o corpo, aumentará as chances de ter um parto saudável, feliz e muito bem-sucedido, com pouca ou nenhuma sequela no corpo. Mesmo que a celulite surja durante a gravidez, se tomarmos todos esses cuidados e fizermos a dieta e os exercícios indicados pelo médico também após o parto, ela tenderá a desaparecer por si só em pouco tempo.

Os tratamentos preventivos ou curativos durante esse período devem evitar o uso de substâncias químicas, mesmo as encontradas em pequenas doses nos cosméticos.

A drenagem linfática manual é uma massagem suave e eficiente, ideal para essa fase por ajudar a remover toxinas, aliviar tensões e inclusive eliminar o inchaço, um problema típico da gravidez, sem representar riscos para a mãe ou para o bebê. (Ver adiante a explicação dessa técnica no capítulo "Tratamentos".)

Na menopausa

A menopausa é uma fase de novas e grandes descobertas para as mulheres. Lamentavelmente os tabus e os preconceitos ainda pesam, não permitindo a muitas de nós sermos tão felizes quanto poderíamos nessa importante fase de nossas vidas.

Em relação à celulite, ela pode já ter chegado a estágios mais avançados por ter evoluído nos períodos anteriores, mas não em razão especificamente da menopausa. Ao contrário, a produção de hormônios diminui nessa fase, o que deixa o organismo menos predisposto ao aparecimento de celulite.

De qualquer forma, a ação dos radicais livres (moléculas que atuam no interior das células) aumenta, danificando a estrutura celular e, especificamente, as fibras de colágeno, responsáveis pela sustentação da pele. Ou seja, os tecidos ficam realmente mais fragilizados e vulneráveis, propiciando o agravamento de processos celulíticos já existentes.

É importante – e não só para controlar a celulite – reforçar ao máximo a autoestima nesse período, aproveitando toda experiência e sabedoria acumuladas durante a vida. Em vez de se achar "velha" e de se esquecer de si mesma, dedicando-se integralmente a filhos e netos, esse é o momento para reforçar os cuidados consigo mesma, mantendo aquele encanto que vem da energia vital interna e não de algum fator externo. Assim, gostando de si cada vez mais e valorizando sua história de vida, a pessoa pode e deve identificar os desejos dessa fase da vida e realizá-los.

Vale refletir sobre o que a dra. Albertina Duarte, ginecologista, escreveu sobre a menopausa – e sobre a celulite:

> [...] Agora que a menopausa chegou, mais do que nunca é hora de manter a alimentação balanceada, fazer exercícios físicos, transar as relações sexuais com a regularidade de sempre, manter suas atividades e jamais perder o pique [...].
>
> Não se arrisque a perder o contato com o mundo. Siga os conselhos: cuide do seu aspecto físico, da aparência saudável, daquele "tchan" que há tantos anos faz sucesso. Não perca de vista as boas amigas de sempre, nem pare de ler os autores prediletos, continue frequentando a piscina do clube apesar do fantasma da celulite. Todo dia olhe-se no espelho e sorria para você. (Duarte, 1991, pp. 218-219)

O diagnóstico

Identificar o tipo de celulite e o estágio em que ela se encontra é fundamental para definir o tratamento adequado e chegar a bons resultados. Como a celulite é uma doença, seu diagnóstico deve ser feito por um médico, que normalmente indica tratamentos associados, feitos em consultório com esteticista e pela própria paciente, em casa.

Isso não quer dizer que um esteticista com formação e prática no assunto não possa detectar o problema. Ele pode dominar os procedimentos para fazer uma identificação correta, mas, de qualquer forma, para ter certeza das causas e, consequentemente, indicar um tratamento completo, seguro e eficiente, é importante que, após ter avaliado o quadro, encaminhe a pessoa a um médico. Mesmo que um tratamento feito em cabine de estética ou em casa alcance bons resultados em um primeiro momento, o problema tende a reincidir se as causas e as diversas influências que podem estar ocorrendo no organismo não forem corretamente avaliadas. Veremos a seguir os procedimentos básicos do diagnóstico médico.

A consulta

O diagnóstico da celulite começa com uma anamnese completa. Ou seja, o médico investiga ao máximo as condições físicas – internas e externas – e pede todas as informações que possam ser úteis para detectar as causas do problema.

A paciente vai dizer, por exemplo, como se sente, se tem muito cansaço, se faz exercícios constantemente, se mantém uma alimentação saudável em horários regulares, se fuma, se tem varizes ou alguma doença sistêmica, como diabetes, hipoglicemia, tumores ou hipertensão. E também se outras pessoas em sua família (mãe, avós, tias, irmãs) têm celulite, tanto do lado materno quanto do paterno.

A frequência do ciclo menstrual, o tipo de fluxo e a ocorrência ou não de tensão pré-menstrual devem ser abordados, assim como problemas hormonais, como cisto de ovário ou alterações nas glândulas adrenal, tireoide e hipófise.

Aspectos emocionais que possam influenciar o humor, o estado de ânimo, o modo como a paciente enxerga a si mesma, além das expectativas que ela tem em relação à cura da celulite, também devem ser abordados.

Todas essas informações ajudarão o médico a descobrir o que está causando a celulite.

Exames laboratoriais

Vários deles podem ser pedidos pelo médico depois de feita a anamnese. Entre os exames mais comuns estão:
- hemograma completo;
- curva glicêmica/glicemia;
- triglicérides;
- proteinograma;
- ureia;
- avaliação do perfil da tireoide;
- hormônios femininos – estradiol, progesterona, prolactina, hormônio folículo estimulante, hormônio luteizante, testosterona, testosterona livre e sdhea (sulfato de deidroepiandrosterona).

Exames de observação e palpação

Paralelamente às avaliações laboratoriais, o médico também faz um exame dos locais com celulite, levando em conta os parâmetros visíveis a olho nu e sensíveis ao tato.

A palpação e a verificação do aspecto da pele são importantes para identificar o estado da pele e dos nódulos e determinar se há inchaço ou outras características dos casos mais graves de celulite.

Em geral, são avaliados os seguintes fatores:
- elasticidade do tecido;
- pastosidade;
- hidratação;
- aspecto de "acolchoado";
- aspecto de "casca de laranja".

Embora pareça simples, apenas um profissional experiente poderá fazer a observação e a interpretação adequadas desses fatores. Em cada fase ou estágio, ele leva diferentes aspectos em consideração.

PRIMEIRO ESTÁGIO

Quase não há sinais de celulite, mas as formas – quadris largos e coxas grossas – já são aspectos a considerar.

SEGUNDO ESTÁGIO

Ao apalpar a pele, verifica-se uma discreta aderência do tecido subcutâneo. Isso ocorre porque as fibroses (agrupamento de fibras colágenas e elásticas) repuxam a pele, deixando-a irregular, com saliências e nódulos sensíveis ao tato. Dependendo do caso, nessa fase ainda é possível reverter completamente o problema.

TERCEIRO ESTÁGIO

Neste estágio observam-se inchaço acentuado, nódulos e endurecimento da pele nas regiões afetadas, assim como vasos mais dilatados e presença de dor.

QUARTO ESTÁGIO

Caracteriza-se por alteração intensa da aparência da pele, que fica com o aspecto de casca de laranja. Os vasos superficiais estão bastante dilatados, os nódulos de gordura são bem visíveis e doem muito. O tratamento neste estágio é bastante difícil e a melhora é restrita.

É por meio desses exames de observação e palpação que o médico sabe em que estágio se encontra a celulite e tem uma ideia aproximada de quanto o problema pode regredir com os tratamentos. Deve-se levar em conta, porém, que a divisão da celulite em estágios é teórica e didática e que, na prática, essas fases muitas vezes coexistem.

O maior problema desse tipo de exame é que ele dificulta um acompanhamento "antes e depois" por não deixar nada registrado. Mas existem métodos complementares de avaliação que podem auxiliar o diagnóstico.

Exames auxiliares e de controle

Alguns tipos específicos de exame podem ajudar tanto o diagnóstico quanto a avaliação e o controle da evolução da celulite. São eles: medidas antropométricas, fotografias, termografia, ressonância nuclear magnética e biópsia.

MEDIDAS ANTROPOMÉTRICAS

A maioria dos médicos e profissionais de estética que tratam de celulite acompanha o resultado dos tratamentos com uma fita métrica e uma régua rígida (de cerca de 1,5 metro). Com a fita mede-se o diâmetro da região afetada e com a régua (apoiada no chão em posição vertical, paralela à paciente em pé) determina-se a altura do ponto exato que está sendo medido.

Isso permite uma verificação periódica, sempre no mesmo local, com menos possibilidade de erro. Quando há também acúmulo de gordura localizada, a fita métrica ajuda a medir os centímetros perdidos em consequência de tratamentos associados.

FOTOGRAFIAS

Quando feitas sempre com as mesmas condições de luz, foco e distância, as fotografias podem demonstrar o "antes" e "depois" do tratamento, evidenciando a regularidade da tonalidade (a região afetada pela celulite apresenta uma mudança de cor) e a melhora em relação à rugosidade e ao aspecto geral da pele.

TERMOGRAFIA

Trata-se de um exame específico para a celulite, que utiliza placas termográficas constituídas de cristal líquido. As placas, feitas com um material especial parecido com o usado em radiografia, são sensíveis a mínimas variações de temperatura corporal e podem revelar os vários estágios da celulite. Essa avaliação pode ser feita porque nas áreas mais afetadas a temperatura tende a ser mais baixa em razão de a circulação sanguínea estar prejudicada.

A placa é colocada sobre a região a ser analisada. Ao entrar em contato com a pele, os cristais mudam de cor, de acordo com a temperatura do local. Na ausência de celulite, a imagem é uniforme, o que mostra que a circulação sanguínea está normal. Se houver celulite, a imagem terá diversas cores, distribuídas de forma irregular, demonstrando áreas mais quentes (com edemas) e frias (nódulos). É difícil padronizar esses sinais que, por sua vez, não são reproduzíveis, ou seja, só podem ser verificados na hora. Os resultados também podem sofrer interferência do meio ambiente por meio de fatores como luz, calor e umidade.

Esse tipo de recurso pode ser aplicado tanto pelo médico como pelo esteticista – e até mesmo pela própria pessoa, em casa. Mas somente um profissional com experiência e familiarizado com o método saberá analisar os resultados e poderá utilizá-los como forma auxiliar de diagnóstico ou controle da celulite.

RESSONÂNCIA NUCLEAR MAGNÉTICA

Por ser um instrumento de alta precisão, possibilita avaliar pequenas alterações em um quadro de celulite. Por meio desse método pode-se quantificar a porcentagem de gordura e líquidos presentes no corpo. Seu uso na avaliação da celulite ainda é muito recente e restrito. É possível que se popularize no futuro, mas somente para casos que tenham atingido o quarto estágio.

BIÓPSIA

Esse tipo de exame é aplicado somente por médicos e em casos especiais (em geral de celulites em estágios bem avançados, com muita dor, ou suspeita da presença de tumor), pois pode deixar cicatrizes. Consiste na retirada de uma parte da pele, que será observada em microscópio. Pode ser feita antes do início do tratamento, para diagnóstico, e no final, para verificar os resultados obtidos.

Tratamentos

Depois da avaliação do caso, o médico costuma fazer um programa de tratamento para a celulite, que geralmente abrange mais de um método, cada qual em seu tempo ou simultaneamente a outro. Existem alguns métodos aplicados apenas por médicos (como os cirúrgicos, a eletrolipólise e a mesoterapia, que usam medicamentos e/ou a introdução de agulhas na pele), outros que são usados pelos esteticistas, e ainda outros que são mantidos pela própria paciente, em casa, como os cosméticos. O importante, em qualquer tipo de tratamento, é manter sempre o acompanhamento médico desde o diagnóstico para uma correta avaliação dos resultados.

O tempo de tratamento varia de um caso para outro, pois está relacionado com o estágio em que se encontra a celulite, com o total de áreas atingidas e com a predisposição individual para a recuperação.

É importante lembrar que, após qualquer tratamento, sempre será necessária a *manutenção*, que costuma levar, em média, de três a seis meses, conforme a gravidade do problema. De qualquer forma, as mudanças nos hábitos e um maior cuidado com o corpo e com as regiões propensas à celulite deverão ter continuidade, como a manutenção permanente para evitar reincidência.

Os tratamentos feitos com aparelhos, aplicados por médicos ou esteticistas, costumam exigir em média duas sessões semanais de cerca de uma hora, por um período de dois meses.

Se a celulite estiver generalizada pelo corpo ou em estágios mais avançados, pode ser necessário dividir o tratamento em partes. Ou seja, tratam-se inicialmente as coxas, por exemplo, e depois só os quadris.

Se houver também gordura localizada, será preciso definir dois tipos de procedimentos e decidir por onde começar o tratamento. Os especialistas preferem, em geral, tratar primeiro a gordura localizada e só depois a celulite, mas na realidade não há um motivo clínico ou científico para essa preferência.

É importante seguir as recomendações do médico e evitar outras opiniões, como, por exemplo, as de alguma amiga que descobriu um método "milagroso" para acabar rapidamente com o problema. Mesmo porque cada organismo tem sua própria constituição e reage de acordo com ela. Assim, determinado tratamento que tenha sido extremamente eficiente para uma pessoa pode não ter efeito para outra. Esse tipo de ação só gera gastos desnecessários e pode causar mais frustrações com os possíveis insucessos.

Vale a pena conhecer os recursos mais reconhecidos no combate à celulite e dialogar com o seu médico sobre qual metodologia (utilizando uma ou várias dessas técnicas) é a mais indicada para o caso.

Eletrolipólise ou eletrolipoforese

O método consiste em aplicar agulhas finíssimas (parecidas com as de acupuntura, medindo de 2,5 cm a 15,0 cm de comprimento por 0,3 mm de diâmetro) logo abaixo da pele (na junção da hipoderme com a derme), nas regiões do corpo onde há celulite. Essas agulhas estão ligadas a um aparelho que emite corrente elétrica de baixa intensidade com sinais contínuos. Entre as agulhas passa a circular uma corrente de baixa frequência.

O campo elétrico formado entre a derme e a hipoderme aumenta a temperatura local e tem como ação principal *favorecer as trocas metabólicas* (de sais e outras substâncias) entre as células, podendo também *mudar as características da célula gordurosa* afetada pela celulite. Além disso, o estímulo à circulação sanguínea aumenta a atividade celular, ajudando a eliminar toxinas e líquidos e diminuindo os edemas.

Conforme a posição e a profundidade da agulha, é possível estimular a musculatura fazendo uma espécie de ginástica com as fibras que sustentam a pele, deixando-a mais lisa. Todos esses efeitos começam a ser visíveis na terceira aplicação, e tornam-se praticamente definitivos em seis ou, no máximo, oito sessões. Pode-se dizer que o resultado é duradouro justamente por alterar o metabolismo das células do local, o que não significa que o método dispense manutenção. Afinal, o corpo muda e manifesta reações constantemente.

Esse método é aplicado *apenas por médicos* que, antes de começar o tratamento, solicitam exames detalhados de laboratório que revelarão o grau de desequilíbrio de sais, hormônios e outras substâncias no organismo. Só então, com todos esses dados, o médico determina o número de sessões, a intensidade das descargas elétricas, o local da aplicação das agulhas e os cuidados paralelos, como dieta, exercícios ou drenagem linfática, por exemplo.

Geralmente são feitas dez sessões, uma por semana, com duração de uma hora e meia.

As pessoas *muito sensíveis* têm desvantagem, pois as picadas e os estímulos elétricos podem ser *dolorosos*. Além disso, pode haver efeitos colaterais como hematomas ou pigmentação (não é recomendado tomar sol durante o tratamento, já que isso pode causar *manchas na pele*).

A eletrolipólise é contraindicada para gestantes ou mulheres que façam uso do dispositivo intrauterino (DIU), marca-passo ou próteses metálicas (pinos e placas). Também é proibida para quem tem problemas cardíacos, diabetes, hipertensão, epilepsia, trombose venosa profunda ou insuficiência renal.

As contrações provocadas pelos impulsos elétricos promovem um efeito colateral *bom*: a musculatura do local fica mais rígida, retraindo as sobras de pele, o que representa ótimos resultados *contra a flacidez*, até de locais difíceis de tratar por outros meios, como a parte interna das coxas e os culotes.

Mesoterapia

Este método, que consiste na aplicação de pequenas doses de princípios ativos por meio de microinjeções sobre a área afetada, também é aplicado *apenas por médicos*. Mas ele não se restringe ao tratamento da celulite e sua eficiência está ligada ao seu amplo espectro de aplicações e aos longos e profundos estudos realizados desde 1950, ano de sua descoberta na França.

O método parte do princípio de que os elementos ativos dos medicamentos podem agir ainda melhor e sem prejuízos colaterais ao organismo se forem aplicados diretamente nos locais que precisam de tratamento. Com isso, a corrente sanguínea e todos os órgãos são poupados da sobrecarga das toxinas dos medicamentos, os quais passam a agir apenas localmente. Assim fundamentado, ele vem alcançando excelentes resultados nos mais diversos tratamentos, desde os destinados à queda de cabelo até os de problemas de visão.

No caso da celulite, geralmente são administrados "coquetéis" de medicamentos com diferentes princípios ativos, como procaína (anestésico que diminui a dor durante a aplicação), protetores vasculares, enzimas e ativos lipolíticos (que ajudam na eliminação das reservas de gordura em excesso). Aconselha-se misturar no máximo três substâncias.

O medicamento é introduzido na derme por meio de uma pistola manual ou automática (como as usadas na aplicação de vacinas), com uma agulha de 4 mm de comprimento, ou por outro equipamento indicado pelo médico.

Associada à drenagem linfática e à eletrolipoforese, a mesoterapia obtém bons resultados, até mesmo contra as celulites de terceiro e quarto estágios. O tratamento completo costuma requerer de dez a trinta aplicações de dez a vinte minutos cada, duas vezes por semana.

Há risco de edemas, ou hematomas e infecção. Por isso é importante informar-se com o médico sobre o que está sendo aplicado. Convém também evitar a exposição ao sol durante o tratamento, pois podem aparecer manchas na pele das regiões tratadas.

Ultrassom

Esse método consiste na emissão de ondas de ultrassom (de 1 MHz ou 3 MHz) sobre os locais afetados pela celulite, que ultrapassam a barreira externa da pele, atingindo estruturas mais profundas onde o processo ocorre, provocando reações e alterando o metabolismo.

Existem duas formas de aplicação. Em uma há a destruição das células de gordura: o médico aplica injeções de soro fisiológico no tecido subcutâneo – logo abaixo da epiderme – para provocar um leve inchaço, deixando os nódulos de celulite mais evidentes. A seguir, um aparelho que emite ondas ultrassônicas desliza sobre a pele durante dez a quinze minutos, fazendo que as ondas penetrem, decompondo as moléculas de água do soro fisiológico e liberando elementos que agem dentro das células, destruindo suas membranas e, consequentemente, eliminando os nódulos de celulite e o tecido fibroso. Na outra forma de aplicação o ultrassom é utilizado diretamente, sem o soro fisiológico, estimulando as trocas metabólicas, como ocorre com a eletrolipólise. O uso de uma ou de outra forma depende do médico e do caso.

As ondas de ultrassom provocam três principais tipos de reações internas.

1. Melhoram a permeabilidade da parede que recobre as células (membrana plasmática), favorecendo as trocas metabólicas. Assim, se a pessoa faz algum tipo de tratamento que implica a absorção de substâncias ativas, como a mesoterapia, a iontoforese ou mesmo o uso de cosméticos, esses terão os efeitos potencializados se, em seguida, for aplicado o ultrassom.
2. Normalizam a produção de fibras colágenas, evitando a formação de fibrose, que deixam a pele endurecida e favorecem a formação das ondulações e do aspecto "casca de laranja".
3. Aumentam a circulação sanguínea e, consequentemente, melhoram o sistema linfático, o que diminui os edemas (inchaços) e elimina mais facilmente as toxinas.

Esse método, de eficácia comprovada pela Sociedade Internacional de Medicina Estética, na Itália, deve ser aplicado apenas por médicos (ou fisioterapeutas sob orientação médica), pois pode provocar efeitos colaterais (como o desencadeamento de um processo de osteoporose, por exemplo), principalmente se a frequência das ondas e o tempo de aplicação não estiverem adequados.

O ultrassom é contraindicado para quem tem qualquer tipo de infecção na pele (as ondas eletromagnéticas podem propagar infecções pelo organismo) e também para portadoras de marca-passo, gestantes e mulheres com ovário policístico (pode estimular a formação de novos cistos ou o aumento dos já existentes).

O tratamento costuma demandar de seis a oito sessões de vinte minutos cada e requer manutenção a cada seis meses.

Endermologia

A endermologia trata a celulite, mesmo a mais profunda, agindo sobre os tecidos cutâneos e subcutâneos e pode ser aplicada em qualquer zona corporal com bons resultados. O método estimula a vascularização, a eliminação das toxinas, as trocas intercelulares e mobiliza o "gel conjuntivo" ou "substância fundamental", devolvendo a suavidade.

A técnica consiste em enrolar e desenrolar a pele com sucção simultânea, em um aparelho de alta tecnologia computadorizado (Endermologie® LPG), desencadeando um processo natural de drenagem de sobrecargas adiposas. Além de combater a celulite, remodela o corpo e firma os tecidos.

A endermologia reduz a retenção de água, favorecendo o funcionamento dos sistemas venoso e linfático, potencializando a lipólise nos níveis mais profundos da gordura. Ao mesmo tempo, a endermologia faz uma esfoliação na superfície da pele eliminando as células mortas e devolve à pele o seu brilho natural.

O número de sessões necessárias depende do grau da celulite e da forma como cada organismo reage. Em média, aproximadamente vinte sessões (35 minutos cada) são suficientes. Em um programa feito duas vezes por semana o tratamento dura de dois a três meses.

Laser e outras máquinas poderosas

Novas tecnologias estão sempre surgindo para trabalhar a favor da medicina em geral e, em particular, da medicina estética. O *laser* é um desses recursos – aplicado por meio de aparelhos especiais desenvolvidos com tecnologia de ponta, em entidades como a Universidade de Harvard, nos Estados Unidos, berço de renomados especialistas nessa área – e consegue bons resultados em alguns casos.

Vale lembrar que esses tratamentos devem ser feitos em clínicas especializadas e reconhecidas, e os aparelhos e as técnicas devem ser indicados e aplicados por um médico treinado. O número de sessões é definido após avaliação individual.

Conheça alguns dos tratamentos e aparelhos.

TRIPOLLAR™

INDICAÇÃO: flacidez corporal e facial.

COMO FUNCIONA: emite radiação – radiofrequência – com função lipolítica, ou seja, de quebra de gordura, e também termogênica. A alta temperatura aquece o local sem queimar a pele, melhorando a circulação e ativando a produção do colágeno. Também ajuda os vasos linfáticos a eliminar toxinas, melhorando a celulite.

RESULTADOS E NÚMERO IDEAL DE SESSÕES: dependem de cada caso.

VELASHAPE PLUS™

INDICAÇÃO: celulite e flacidez.

COMO FUNCIONA: o aparelho associa sucção mecânica de uma área, massagem com rolamento, disparo simultâneo de luz infravermelha (*laser*) e radiofrequência bipolar (ondas de rádio). O aquecimento controlado por tempo determinado ativa a circulação local, reforça a sustentação e remodela a pele. Por estimular a formação de colágeno, reduz a flacidez. Tem ótimo efeito nas coxas, pernas, glúteos e braços.

RESULTADOS E NÚMERO IDEAL DE SESSÕES: são feitas de oito a doze sessões (cinquenta minutos cada), duas vezes por semana, dependendo da área a ser tratada. O resultado é percebido a partir da quarta sessão. Conforme o caso, o médico pode indicar a manutenção uma vez ao ano.

SMOOTHSHAPES™

INDICAÇÃO: celulite leve a moderada, gordura localizada e flacidez.

COMO FUNCIONA: desenvolvido com base em estudos da Universidade Harvard, onde estão os maiores pesquisadores da área, o Smoothshapes™ usa uma tecnologia exclusiva, a *fotomologia* (luz, *laser* e massagem), aplicada por meio de um aparelho que utiliza comprimentos de onda específicos do *laser* de diodo (915 nanômetros) associado à luz (650 nanômetros), roletes e vácuo. A luz de 650 nanômetros aumenta a permeabilidade da membrana da célula de gordura, que forma a celulite, causando sua expansão, facilitando a saída da gordura. O *laser* de diodo de 915 nanômetros é aplicado simultaneamente, sendo seletivamente absorvido pela gordura que, por sua vez, se torna liquefeita. Os rolos e a sucção garantem a penetração consistente do *laser* e da luz e movem a gordura do espaço intracelular para o sistema linfático para ser eliminada naturalmente pelo organismo. Atua na regeneração do colágeno, deixando a pele mais lisa e firme, melhora a circulação sanguínea e estimula o metabolismo. Enfim, a fotomologia combina um comprimento de onda específica de *laser* direcionado às manifestações físicas da celulite (septos fibrosos e células de gordura aumentadas), sendo ideal para o tratamento da celulite, estimulando a reconstituição do tecido e provocando a liquefação dos lipídios e a saída das células de gordura. Em geral, trata abdômen (superior e inferior), áreas inferior e superior das costas, glúteos e laterais e partes posteriores das coxas, braços e queixo, podendo combinar várias áreas na mesma sessão. A sensação é de uma massagem profunda e morna na área que está sendo tratada, não deixa a região avermelhada ou inchada e é indolor.

RESULTADOS E NÚMERO IDEAL DE SESSÕES: **programa de um mês, com oito sessões (dez minutos para uma área do tamanho de uma folha de sulfite ou A4), duas por semana. Os resultados aparecem após um ou dois meses.**

Pode ser repetido após seis meses ou um ano, dependendo de avaliação médica.

ACCENT XL™

INDICAÇÃO: flacidez; celulite, gordura localizada, rejuvenescimento facial e corporal, estrias e cicatrizes.

COMO FUNCIONA: um aparelho emite radiofrequência promovendo aquecimento controlado da região a ser tratada. Estimula regeneração do colágeno, quebra de tecido adiposo e fibroso, aumenta a circulação e drena os fluídos. O tratamento é indolor, relaxante e não invasivo.

RESULTADOS E NÚMERO IDEAL DE SESSÕES: para o corpo é indicado um mínimo de dez sessões, uma a cada 15 dias. Para face e pescoço, seis sessões, uma a cada 21 dias.

Massagem

Afinal, deve-se ou não fazer massagem para combater a celulite? Essa é uma questão constantemente colocada, pois existem diversos tipos de massagens e, enquanto algumas são essenciais como coadjuvantes dos tratamentos, outras podem até piorar o problema.

A ideia de que é preciso "apanhar" para acabar com a celulite é completamente equivocada. Quanto mais fortes e agressivos forem os movimentos, com a falsa ideia de "dissolver os nódulos", maiores serão os danos. Pressões fortes sobre as estruturas internas da pele, já bastante fragilizadas e agredidas, além de provocarem o rompimento de vasos e o aparecimento de hematomas podem agravar o problema como um todo. Em alguns casos, a massagem extremamente vigorosa causa muita dor na região que está sensível.

A boa massagem nunca deve ser dolorosa nem constituir manobra de esmagamento, mas, sim, ser feita com toques e movimentos suaves que resultem em sensações de bem-estar para quem está sendo massageado. Assim, ela preserva sua principal ação de elevar a temperatura local, estimulando a circulação, e de ajudar o sistema linfático a eliminar toxinas – tudo isso sem agredir a pele ou o corpo.

As massagens específicas para relaxamento, que utilizam movimentos suaves, são benéficas principalmente por combaterem os efeitos negativos do estresse. As que usam técnicas de consciência corporal, voltadas para o autoconhecimento ou a autopercepção, também contribuem para um melhor relacionamento com o próprio corpo e, consequentemente, para seu bom funcionamento, ajudando a evitar a celulite. Seguindo a orientação da massagem suave e delicada, até a que é feita em casa pode ajudar.

Ao passar o sabonete ou óleo sob o chuveiro ou mesmo o creme após o banho, podemos nos massagear, tendo mais contato com o corpo e ajudando a circulação de retorno, o sistema linfático e todo o metabolismo a funcionar melhor. Por meio de uma automassagem adequada, também fazemos que os princípios ativos dos produtos aplicados penetrem melhor na pele, o que aumenta a eficiência dos produtos específicos contra celulite.

Mas a massagem específica considerada um bom tratamento para esse problema é a *drenagem linfática*, que pode ser feita em três métodos: manual, mecânica e pressoterapia.

DRENAGEM LINFÁTICA MANUAL

Aplicada por esteticistas treinados, essa técnica costuma ser utilizada para potencializar os efeitos de todos os outros métodos.

É uma massagem específica que, por meio de movimentos contínuos, delicados e rítmicos, estimula o sistema linfático, que é o sistema natural de eliminação de toxinas do organismo.

O sangue tem a função de levar oxigênio e nutrientes para as células do organismo e, em troca, recebe toxinas, macromoléculas e microrganismos (se houver alguma infecção). Esses últimos não têm qualquer função no organismo, podendo ainda prejudicá-lo. Por isso, o sangue os entrega ao sistema linfático, que é uma rede de pequenos canais ligados à circulação sanguínea. Dentro desses canais encontra-se a linfa, substância que carrega todo o "lixo" rejeitado pelo sangue, despejando-o nos gânglios localizados na virilha, no pescoço, nas axilas, etc. Esses gânglios, depois de purificar a linfa, devolvem-na para o organismo para ser reaproveitada.

Com o processo celulítico, o sistema linfático é comprimido e prejudicado, assim como os vasos sanguíneos. Desse modo, a linfa tem dificuldade de recolher o "lixo" do sangue, as toxinas se acumulam e aparecem os inchaços causados pela retenção excessiva de líquido.

Conhecendo o fluxo dos vasos linfáticos, o esteticista leva o líquido retido em direção aos gânglios (onde será purificado) por meio de uma massagem que consiste em leve compressão e bombeamento, começando nos pés e terminando na cabeça. Como há estimulação do funcionamento dos rins, todos os detritos são eliminados naturalmente pelo organismo pela diurese (urina e suor), durante e após cada sessão. Além de suave, essa massagem é muito relaxante.

DRENAGEM LINFÁTICA MECÂNICA

Existem aparelhos, usados por esteticistas, que procuram obter os mesmos efeitos da massagem. É importante, no entanto, que esses tratamentos sejam indicados pelo médico e que os aparelhos atuem de forma suave, pois, como já foi dito, uma pressão excessiva pode acabar afetando o tecido conjuntivo e as fibras elásticas, já fragilizadas, piorando a situação.

Um desses tratamentos é a *drenagem linfática mecânica*, que utiliza aparelhos com corrente elétrica farádica (com pulso e frequência) para agir sobre o sistema linfático, provocando contrações rítmicas e ajudando a circulação da linfa. A aplicação dura cerca de trinta minutos.

Essa técnica é contraindicada após as refeições e para gestantes e mulheres portadoras de marca-passo, pinos, placas ou que tenham inflamações, infecções e problemas vasculares avançados.

PRESSOTERAPIA

Este método consiste em drenagem linfática nas pernas por meio de uma bota inflável, que vai até o final das coxas ou até a cintura. À medida que a bota infla, comprime e descomprime o sistema linfático, massageando-o e melhorando seu funcionamento.

A pressoterapia é contraindicada para gestantes e mulheres com úlceras, problemas cardíacos ou vasculares.

Subcisão

Procedimento cirúrgico, a subcisão é indicada em casos mais avançados de celulite, quando formam "buracos" sobre a pele das nádegas e parte alta das coxas. O método é invasivo, ou seja, uma cirurgia com anestesia local que consiste em cortar os septos fibrosos subcutâneos que puxam a superfície da pele para baixo, dando o aspecto de casca de laranja e formando as depressões visíveis. Após eliminar esses septos, o espaço deprimido é preenchido como consequência do processo.

O seu uso no tratamento da celulite foi baseado na subcisão para o tratamento de rugas e cicatrizes, quando uma agulha de ponta cortante é introduzida sob a pele provocando descolamento e sangramento no local. Esse sangramento forma um hematoma que se reorganiza, estimulando a formação do tecido colágeno, que preenche o espaço elevando as rugas ou cicatrizes e, neste caso, também corrigindo as depressões características da celulite. É o chamado preenchimento autólogo, quando se utiliza tecido do próprio corpo como material de preenchimento.

O período pós-operatório é longo – cerca de trinta dias – e exige cuidados especiais da paciente, como o uso de cinta compressiva, além de acompanhamento médico. Formam-se grandes manchas roxas que posteriormente serão reabsorvidas pelo organismo. O resultado é visto após dois ou três meses. Por isso, só é indicado em casos mais avançados de celulite e, por tratar-se de um procedimento cirúrgico, só pode ser realizado por médicos treinados para a correta indicação e execução da técnica.

Vale lembrar que a lipossucção ou lipoaspiração, um método também cirúrgico já bastante usado para eliminar depósitos de gordura localizada, não é considerada pelos especialistas em todo o mundo como uma técnica adequada para o tratamento da celulite. Uma das principais razões apontada pelos médicos é de que o tecido afetado pela celulite costuma estar próximo à superfície da pele, enquanto o processo de lipoaspiração se dá em níveis mais profundos, não obtendo resultados estéticos satisfatórios.

Bandagens

Os esteticistas costumam adotar essa técnica em vários tratamentos porque facilita a aplicação e a penetração de substâncias em diversas regiões do corpo simultaneamente. Consiste, geralmente, em mergulhar bandagens (faixas de crepe, de tecido de algodão indiano ou gaze) em soluções à base de diferentes princípios ativos, determinados conforme o tratamento, e enrolar as regiões do corpo com elas ligeiramente umedecidas.

Os métodos que utilizam as bandagens costumam apresentar bons resultados e são empregados como coadjuvantes e complementos de outros tipos de tratamento. Alguns, como a bandagem crioterápica, a bandagem de sal lipotérmico e a talassoterapia, atuam no combate à celulite.

BANDAGEM CRIOTERÁPICA

Indicada para eliminar gordura localizada, tem como "efeito colateral" melhorar casos de celulite. Consiste na aplicação de bandagens embebidas em princípios ativos que promovem a sensação de frio, como, por exemplo, cânfora, mentol e álcool. Ao ser submetido ao frio, o organismo reage e, para tentar manter sua temperatura normal, queima a gordura depositada em excesso nos tecidos (pelo aumento do metabolismo celular da região). As faixas são colocadas com firmeza, mas sem pressão excessiva, nos quadris, coxas, cintura e outras regiões afetadas, e deixadas ali por cerca de 25 minutos.

Alguns cuidados devem ser tomados:
- a região do corpo a ser enfaixada deve estar limpa e sem feridas;
- não se devem enfaixar áreas cardíacas, pulmonares, mamárias, do útero e ovário;
- deve-se evitar o tratamento até duas horas após as refeições;

- pessoas com problemas circulatórios, pressão alta ou baixa, artrite, artrose, cistite ou lombalgia e no período menstrual não devem ser submetidas a esse tratamento.

BANDAGEM DE SAL LIPOTÉRMICO

Ao contrário da crioterápica, essa bandagem age pelo calor. Consiste na aplicação de faixas embebidas em uma solução que mistura água quente, sal feito com cristais de enzima e iodeto de potássio. São enfaixados os quadris, coxas, cintura e outras regiões do corpo com celulite. O calor tem a função de aumentar o metabolismo das células gordurosas, de modo que esse tratamento é indicado como coadjuvante para eliminar gordura localizada. Como a gordura em excesso prejudica o quadro de celulite, esse tratamento também promove melhora no aspecto da pele. Aqui também devem ser tomados os mesmos cuidados indicados para a bandagem crioterápica.

Talassoterapia

Thalassa é uma palavra grega que significa "mar". A talassoterapia explora a ação de substâncias contidas em grande quantidade na água marinha, os oligoelementos.

As principais são o sódio, o iodo, o cálcio e o magnésio, que podem penetrar na pele sob temperaturas em torno de 37° C. Em cabine de estética, as bandagens são umedecidas em uma solução de água quente e sal, este preparado cosmeticamente com os oligoelementos essenciais, reproduzindo-se assim os princípios ativos da água do mar.

A talassoterapia melhora o intercâmbio dos líquidos dos tecidos com as células e estimula processos enzimáticos, beneficiando casos de celulite. Além disso, melhora a hidratação da pele, pois o pH da pele é parecido com a da substância aplicada.

Depois de enfaixar as regiões afetadas, deve-se aquecer o organismo com cobertores ou lençol térmico. Neste caso também adotam-se os mesmos cuidados que nas bandagens anteriores.

Ionização

Esse método é bastante usado no combate à celulite, tendo como objetivo facilitar, por meio de uma corrente elétrica, a passagem de princípios ativos aplicados sobre a pele. Age aumentando a circulação local, favorecendo as trocas de nutriente no tecido e melhorando a penetração dos princípios ativos. É bastante eficiente quando associada a outros tratamentos.

A ionização também é conhecida como ionoforese ou iontoforese (*ionto* = íon, partícula com carga elétrica positiva ou negativa, e forese = *forum* + *ese*, mudar, conduzir ou transferir de lugar).

Consiste na colocação de placas ligadas a uma corrente elétrica galvânica contínua e que se propaga sempre no mesmo sentido. Essas placas têm uma esponja embebida em substâncias hidrossolúveis dissociadas em íons, sendo as mais usadas a enzima hialuronidase e uma preparação enzimática à base de condroitinose, chamada *Thiomucase*. Com a ação da corrente elétrica, ocorre uma troca de íons entre as enzimas e a pele, principalmente com ácidos da substância fundamental que está alterada, melhorando o quadro da celulite. A enzima vem em pó e deve ser preparada com no máximo três horas de antecedência, pois pode ter a qualidade alterada com o tempo. Há riscos de queimadura, que podem ser evitados com boa higienização da pele e com a esponja das placas. É importante também não haver machucados ou feridas no local.

Como seu efeito é gradual, costumam ser indicadas sessões duas ou três vezes por semana, durante aproximadamente três meses. Deve-se ter cuidado com o excesso de princípios ativos e com eventual alergia.

Faradização

Este método também emprega corrente elétrica, só que alternada, aplicada por meio de placas como no processo de ionização. A corrente, que aplicada na frequência e intensidade adequadas é indolor, estimula os nervos motores, provocando trabalho muscular. Os músculos contraem e ganham potência, melhorando a oxigenação, a irrigação sanguínea e o metabolismo muscular.

A faradização é usada como coadjuvante no tratamento de gordura localizada e celulite, pois músculos bem tonificados melhoram a aparência do corpo como um todo, sem ter, no entanto, uma ação direta nos processos de melhora desses dois problemas.

Aplicação de ácido retinoico

A aplicação tópica de retinol feita por médico (em geral, dermatologista) em uma concentração de 0,3% durante o período de seis meses ou mais tem mostrado bons resultados em alguns casos de celulite. Os especialistas explicam que esses efeitos se devem ao fato de os retinoides atuarem sobre a formação e o espessamento do tecido colágeno e também por ajudar a melhorar a elasticidade da pele. Alguns estudos também mostram como o retinol pode atuar no combate à gordura localizada, inibindo a proliferação das células adiposas. A indicação desse tipo de aplicação é feita pelo médico conforme cada caso.

Cosméticos

Apesar de não terem sido inventados produtos milagrosos que "acabem de vez" com a celulite, a indústria cosmética conseguiu desenvolver alguns bastante eficientes como coadjuvantes de outros tratamentos, conseguindo bons efeitos principalmente quando a celulite se encontra no primeiro ou no segundo estágio. De qualquer forma, quanto maior o número de aplicações por dia, melhores serão os resultados.

Vale lembrar que essa história de fazer ginástica usando produtos cosméticos para aumentar os seus efeitos é falsa. Na verdade, durante a atividade física transpiramos mais, o que pode até diluir o princípio ativo do produto, *diminuindo* seu efeito. A melhor hora para aplicar o produto é após o banho, sobre o corpo seco.

Os cosméticos são indicados também para manutenção, após o término dos tratamentos estéticos ou médicos. Eles ajudam ainda no trabalho de percepção corporal, pois o ato de aplicá-los pode ser um gesto de autoestima, revelando o cuidado e o carinho com o próprio corpo.

Para desenvolver as substâncias que compõem esse tipo de cosmético, os químicos levam em conta a estratégia integrada, dirigida a diversas áreas, que um tratamento adequado contra celulite requer:

- queima de gordura ou estimulação da saída dos adipócitos;
- estimulação do fluxo sanguíneo;
- diminuição da fragilidade e permeabilidade;
- melhora do sistema linfático, inclusive com remoção do líquido acumulado;
- correção da produção anormal de fibras colágenas e da perda de elasticidade;
- espessamento da epiderme e da derme;
- suavização da superfície da pele;
- diminuição da viscosidade da substância fundamental.

Para cada um desses problemas existem vários princípios ativos extraídos de plantas, algas marinhas, frutas, animais ou substâncias químicas obtidas em laboratório. Cada empresa usa aqueles que pesquisou mais e com os quais obteve melhores resultados. O importante é sempre procurar marcas reconhecidas no mercado, pois assim as possibilidades de obter um produto eficiente são maiores. Observar o prazo de validade também é fundamental.

Para potencializar o efeito de cremes deve-se, antes, promover uma hiperemia (aquecimento) na região. Ou seja, esfregar a pele com uma bucha vegetal ou escova de crina para eliminar células mortas e deixar a pele discretamente avermelhada, o que significa que a circulação está ativada, promovendo melhor absorção dos princípios ativos. Afinal, por mais propriedades que tenham, é pequeno seu poder de penetração na pele. Os movimentos devem ser sempre de baixo para cima (estimulando a circulação de retorno) ou circulares, em sentido horário (principalmente no abdômen, para não ir contra a disposição do intestino).

Conheça alguns dos princípios ativos que podem constar dos tratamentos cosméticos contra celulite e sua ação no organismo:

- CENTELLA ASIÁTICA: melhora as condições das fibras elásticas e colágenas.
- GUARANÁ: age contra distúrbios relacionados à gordura.
- VINCA RÓSEA: também age contra distúrbios relacionados à gordura.
- ENZIMAS: reduzem a viscosidade da substância fundamental. Exemplos: preparação enzimática à base de condroitinose (chamada *thiomucase*, obtida de testículos de animais) e *hialuronidade* (obtida da crista de galos).

- CASTANHA-DA-ÍNDIA: planta originária dos Bálcãs; aumenta a resistência dos vasos capilares, reduzindo sua permeabilidade e o risco de edemas; aumenta a tonacidade das paredes e válvulas das veias, melhorando a circulação de retorno (das pernas para o coração); também é calmante para peles sensíveis.
- ASPÉRULA ODORÍFERA: planta originária das zonas temperadas da Europa, aumenta a resistência dos vasos capilares, reduzindo sua permeabilidade e o risco de edemas; aumenta a tonicidade das paredes e válvulas das veias, melhorando a circulação de retorno (das pernas para o coração).
- GILBARBEIRA: combate edemas e varizes; aumenta a resistência dos vasos capilares, reduzindo sua permeabilidade e o risco de edemas; aumenta a tonicidade das paredes e válvulas das veias, melhorando a circulação de retorno.
- MELILOTO: combate varizes; tem propriedades anti-inflamatórias; aumenta a resistência dos vasos capilares, reduzindo sua permeabilidade e o risco de edemas; aumenta a tonicidade das paredes e válvulas das veias, melhorando a circulação de retorno.
- MIRTILO: fruto rico em vitamina C, age na substância fundamental; aumenta a resistência dos vasos capilares, reduzindo sua permeabilidade e o risco de

edemas; aumenta a tonicidade das paredes e válvulas das veias, melhorando a circulação de retorno.

- HIPERICÃO: também chamado de erva-de-são-joão, é bom diurético, adstringente e sedativo; aumenta a resistência dos vasos capilares, reduzindo sua permeabilidade e o risco de edemas; aumenta a tonicidade das paredes e válvulas das veias, melhorando a circulação de retorno.
- TERMINALIA SERICEA BURK: raiz que aumenta a resistência dos vasos capilares, reduzindo sua permeabilidade e o risco de edemas; aumenta a tonicidade das paredes e válvulas das veias, melhorando a circulação de retorno.
- SERRAPIA ou FAVA TONCA: sementes originárias das Guianas, aumentam a resistência dos vasos capilares, reduzindo sua permeabilidade e o risco de edemas; aumentam a tonicidade das paredes e válvulas das veias, melhorando a circulação de retorno.
- GINKGO BILOBA: planta chinesa que melhora a fluidez do sangue, diminuindo sua viscosidade, e age contra o envelhecimento; aumenta a resistência dos vasos capilares, reduzindo sua permeabilidade e o risco de edemas; aumenta a tonicidade das paredes e válvulas das veias, melhorando a circulação de retorno.

- ERVA-CARVALHINHA: planta com ação diurética e vasoconstritora, possui vitamina C, que mantém a integridade da substância fundamental; aumenta a resistência dos vasos capilares, reduzindo sua permeabilidade e o risco de edemas; aumenta a tonicidade das paredes e válvulas das veias, melhorando a circulação de retorno.
- THOPHYLLSILANE C: substância que estimula a saída de gordura das células adiposas.
- ÁCIDO RETINOICO: usado em alguns cosméticos contra a celulite, pois aumenta a espessura da pele e melhora as fibras de colágeno, dando mais firmeza à pele, melhorando sua condição interna e seu aspecto externo.
- *FUCUS VESICULOSUS*: derivado de algas, rico em *phytelenes*, que ativa o metabolismo de gorduras, promovendo a redução dessas gorduras (liporredutora) e tonificando os tecidos.

Tratamento terapêutico

É feito pela ingestão de cápsulas contendo alguns dos mesmos princípios ativos usados nas fórmulas dos cosméticos ou outros que o médico manda aviar. Enzimas (como thiomucase), proteínas, complexos vitamínicos e *centella asiatica* são as substâncias frequentemente utilizadas nessas cápsulas. Esse também costuma ser um tratamento que atua como coadjuvante de outros métodos.

A ingestão de medicamentos contra celulite deve ser receitada exclusivamente pelo médico, pois a administração por via oral faz com que os princípios ativos atinjam a circulação sanguínea e, ao mesmo tempo em que isso tem consequências positivas diretas contra o processo da celulite, também pode levar a efeitos colaterais indesejáveis. Só o médico pode saber qual o tipo de ativo, a concentração e a frequência adequados para cada caso.

Um exemplo de efeito colateral ou contraindicação vem da própria *centella asiatica*, que, por ser muito diurética, não é indicada para pessoas com problemas cardiovasculares nem para gestantes. Além disso, o uso prolongado de medicamentos em pessoas sensíveis pode causar reações inesperadas.

Tratamento com *patch*

Conceitualmente, o *patch*, ou sistema transdérmico, consiste na colagem de uma espécie de adesivo ou esparadrapo sobre a pele, que libera princípios ativos através do tecido. Tecnicamente pode ser definido como uma membrana hipoalergênica que permite a veiculação de princípios ativos sem alterá-los, através da pele. Esse sistema, na forma adesiva ou não, garante longa atividade conforme os objetivos a que se destina.

Resultante de tecnologia norte-americana, o *patch* foi inicialmente utilizado com sucesso na área médica para problemas cardíacos, sendo posteriormente difundido para diminuir os efeitos da menopausa (à base de hormônios) e para combater o tabagismo (à base de nicotina).

Depois de bem-aceito nas diversas especialidades médicas, também trouxe benefícios para a cosmética, justamente por ser eficiente, prático, fácil de usar e não causar dores ou desconforto na aplicação.

No tratamento da celulite ele já pode ser aplicado (por médicos ou em casa, em *patches* que já vêm prontos para o uso), colocando um adesivo diariamente nas áreas críticas, durante um ou dois meses. Nesse tipo de indicação, normalmente o *patch* é à base do princípio ativo *fucus vesiculosus*, permitindo um emagrecimento acelerado do local e melhora no aspecto da celulite.

O resultado desse tratamento, assim como o de quaisquer outros, também depende do empenho da pessoa em praticar atividades físicas moderadas e ingerir refeições leves e equilibradas.

Acupuntura estética

Até mesmo a milenar acupuntura tem se mostrado eficiente para ajudar a combater a celulite, gordura localizada e flacidez. Os problemas estéticos normalmente têm ligação com o desequilíbrio da energia de órgãos internos. Vale lembrar que a acupuntura é considerada uma especialidade médica e, para o médico se credenciar pela Sociedade Brasileira de Acupuntura, é necessário fazer especialização e realizar provas nessa entidade. Conheça os detalhes.

A acupuntura, tratamento da medicina tradicional chinesa, consiste na aplicação de finíssimas e pequenas agulhas de metal em pontos específicos (chamados "acupontos") na pele. Comprovada cientificamente, a acupuntura melhora a ação hormonal relacionada à gordura localizada e à celulite. O método atua tanto nas causas como nos efeitos. Ajuda a controlar a ansiedade que leva a comer compulsivamente, por exemplo, e também reequilibra os níveis energéticos do corpo, favorecendo a liberação do acúmulo de líquidos, diminuindo edemas (inchaços) e eliminando as toxinas. Além da melhora da circulação linfática e sanguínea, aumenta a oxigenação dos tecidos e diminui a flacidez local. Em geral, o tratamento é associado a outros recursos terapêuticos complementares, como auriculoterapia (estimulação de pontos na orelha por esferas, agulhas e sementes), *laser*, eletroacupuntura, talassoterapia (uso de algas), moxabustão (feita com a erva artemísia) e aplicação de produtos naturais, como pó de pérola, calêndula entre outros. Em alguns casos é indicado associar a acupuntura a outros métodos como apoio nutricional, dietas específicas e até tratamentos estéticos com aparelhos e uso de cosméticos na área em questão.

Os resultados são obtidos após um a dois meses de tratamento, sendo recomendado o mínimo de duas sessões por semana, dependendo da extensão e do grau da celulite. Para manutenção dos resultados, são indicadas sessões quinzenais de acupuntura e de drenagem linfática.

Exercícios e técnicas de autopercepção

A percepção, a aceitação e a atitude amorosa em relação ao corpo partem de alguns hábitos simples, gestos nada complicados, que pedem apenas um jeito diferente de olhar, de movimentar e de tocar o corpo. Como vimos em outras passagens, quando começarmos a colocar isso em prática, conseguiremos resultados efetivos e permanentes em termos corpóreos, até mesmo em relação à celulite.

Existem algumas técnicas e especialidades, como movimentos de consciência corporal orientados por psicoterapeutas, além de eutonia ou de dança, que podem ser boas aliadas nesse processo.

Encontrando os eixos do corpo

Já está claro que a atividade física não é uma simples questão de gosto. Mesmo quem "odeia ginástica" nasceu com um corpo totalmente estruturado para movimentar-

-se. Seu potencial físico deve ser aproveitado ao máximo e da melhor maneira possível. Isso pode ocorrer caminhando, dançando, fazendo *tai chi chuan*, pilates, ioga ou aderindo à atividade física que melhor se adapte ao estilo de vida de cada um. É bom lembrar que mesmo uma atleta, daquelas que, por exemplo, competem em maratonas, pode não estar consciente do próprio corpo. Ao contrário, muitas pessoas que fazem esse tipo de atividade acabam colocando o objetivo "vencer" acima dos limites de sua capacidade física, desrespeitando o próprio corpo. É por isso que alguns desses profissionais acabam desenvolvendo problemas sérios, por exemplo, nas articulações e na coluna. Também não é raro encontrar atletas com tudo "durinho", "no lugar", e com celulite.

Os orientais, em sua sabedoria, comparam o organismo a um rio que, se for detido em seu curso, ficando represado, morre. Dizem que a saúde vem do livre e completo fluxo da energia vital. Isso acontece pela circulação dos vasos sanguíneos, justamente os que, não funcionando bem, provocam a celulite.

Para que esses fluidos corram livremente, é preciso que haja uma perfeita distribuição dos pesos do corpo.

A cinesiologia e a biomecânica são ciências que estudam os movimentos do corpo, sua força e seus pontos de propulsão e equilíbrio. É por meio delas que os atletas aprendem a utilizar ao máximo seu potencial físico, conseguindo superar limites e quebrar recordes.

Baseada nessas duas ciências, a psicoterapia desenvolveu a cinesiologia psicológica, que estuda os movimentos e a postura corporais para identificar padrões de comportamento e mesmo causas de outros distúrbios, podendo com isso até ajudar a detectar processos que levam à celulite.

A teoria reforça a visão do corpo como um conjunto, uma estrutura que tem de se organizar em relação ao espaço físico. Manter-se em pé é o primeiro grande desafio da criança e assim permanece por toda a vida. Temos de travar uma luta constante contra a força da gravidade, que torna difícil essa tarefa.

A cinesiologia mostra que, para conservar essa posição, acabamos desenvolvendo compensações que às vezes nem percebemos. Assim, criamos desequilíbrios em três dos nossos principais eixos, um vertical – o eixo de apoio – e dois transversais – o eixo da leveza e o da gravidade.

1. EIXO DE APOIO (VERTICAL): compreende a cabeça, a coluna vertebral, as pernas e os pés. É mais comum observar o que um desequilíbrio no corpo causa neste eixo, principalmente pelos desvios de coluna (lordose ou escoliose, por exemplo).
2. EIXO DA LEVEZA: localizado na altura dos ombros, leva esse nome porque, quando o corpo todo está bem

equilibrado, com o peso e as tensões corretamente distribuídos, essa região (que, além dos ombros, inclui o peito e os braços) fica como se estivesse "vazia", muito leve. Chegando a esse estado ideal, a pessoa passa a ter movimentos ao mesmo tempo graciosos e precisos. Isso é fácil de perceber em várias modalidades de esporte e de dança. Mas, quando os ombros estão constantemente "caídos", "pesados" ou "tensos", é sinal de que outros eixos também estão sem equilíbrio.

3. EIXO DA GRAVIDADE: localizado na região dos quadris, costuma ser pouco conhecido, e a falta de consciência a seu respeito é geralmente o que gera os outros desequilíbrios do corpo.

A psicóloga Lucy Penna dá uma boa definição sobre esse eixo:

> Aqui se situa a região mais densa do corpo, onde se dá o metabolismo dos elementos mais pesados ingeridos pelo ser humano. O abdômen e a pelve são responsáveis pela maior parte do peso corpóreo. O sistema de forças gerado pela densidade da massa óssea, visceral e muscular nessa região faz com que ela se torne o *centro de equilíbrio do corpo no espaço*. O centro de gravidade está situado cerca de quatro dedos abaixo do umbigo, no ponto em que se dá a maior concentração de peso corporal. (Penna, 1989, p. 146)

Normalmente, a falta de consciência e conhecimento de nós mesmos e, especificamente, desses eixos é responsável por uma situação bastante comum: desvios (maiores ou menores) na coluna, tensão constante na região dos ombros (sensação de peso nas costas e nos ombros) e um acúmulo de gordura, retenção de líquidos e maior volume na região dos quadris. É o tipo de circunstância em que também a celulite se manifesta.

Os exercícios de consciência corporal de modo geral têm por objetivo reorganizar esses três eixos, pois raramente prestamos atenção ao que cada um representa. E tudo começa justamente pela correta distribuição do peso do corpo, ou seja, pela concentração e mentalização do ponto da gravidade. Focalizando o centro da gravidade logo abaixo do umbigo e solicitando a força desse ponto, removemos bloqueios e readquirimos grande mobilidade. Além disso, o eixo da leveza (ombros e braços) fica livre, leve e solto, e a postura tende a manter-se correta, com a cabeça e coluna alinhadas.

Os exercícios podem ser muito diferentes e variados, indicados conforme as características de cada pessoa. De qualquer forma, existem alguns básicos que funcionam bastante até na prevenção da celulite e podem ser adotados por todos. Esses exercícios são explicados a seguir.

Ficar de cócoras

Parece bastante simples, até banal, mas adotar essa posição que os caboclos tanto apreciam pode ajudar a descobrir o movimento de articulações que normalmente não trabalhamos, pois costumamos usar as pernas apenas para sentar, levantar e caminhar. Esse "exercício", se podemos chamá-lo assim, é simples de praticar e pode ser feito em qualquer lugar (até no trabalho). Traz uma compensação importante para o corpo, gerando uma série de benefícios, principalmente para as mulheres que passam a maior parte do dia paradas, sentadas ou em pé:

- trabalha a movimentação das articulações;
- massageia os órgãos internos;
- alonga os músculos da coluna lombar;
- estimula a circulação sanguínea e linfática pela compressão nas coxas;
- descansa a região dos quadris.

As pessoas que não estão acostumadas a essa posição podem estranhá-la, no início, sentindo dificuldade de se manter nela muito tempo. Se o problema for equilíbrio, elas poderão ficar apoiadas em algum móvel.

A sequência ideal é explicada a seguir.

1. Com os pés ligeiramente separados (distância da largura dos ombros), agachar devagar, podendo apoiar-se nos pés de uma cadeira ou da mesa.

2. Apoiar as axilas nos joelhos e manter uma posição que proporcione comodidade e conforto.
3. Deixar o pescoço relaxado, a cabeça pendendo livremente para baixo.
4. Permanecer nessa posição cerca de um minuto, na primeira vez, e aumentar gradualmente o tempo nas próximas vezes até chegar a cinco minutos.
5. Levantar lentamente, como se estivesse "desenrolando" a coluna, mantendo a cabeça baixa e os joelhos semiflexionados, até atingir a postura ereta.

A força usada tanto para agachar como para levantar deve estar concentrada no ponto de gravidade (no abdômen) e nas coxas, nunca nos músculos das costas. O movimento deve ser repetido três vezes ao dia.

Caminhar consciente

Essa também é uma prática bastante simples e possível para todos. Vários estudos comprovam que caminhar meia hora por dia já é suficiente para aumentar três vezes as possibilidades de viver mais tempo. E isso não acontece por acaso. O corpo é beneficiado por essa prática de diversas formas, pois ela facilita a oxigenação dos pés à cabeça, aumenta a tonicidade dos músculos, provoca perda de calorias e auxilia em todos os processos do organismo.

Mas a caminhada pode também ser um momento especial para o autoconhecimento e para o exercício de autopercepção. Em qualquer lugar, até mesmo no quarto ou no escritório, é possível reservar cinco minutos para praticar a caminhada. Acompanhe a orientação para esse exercício.

1. Com a coluna e a cabeça retas, olhando para a frente, começar a dar os passos prestando atenção na maneira de pisar: primeiro com o calcanhar, depois com o meio do pé e, por fim, com os dedos.
2. Observar se os dois pés estão voltados para a frente. É bastante comum cada um apontar para um lado, ou um deles apontar mais para uma direção que o outro. Nesse momento, com essa simples correção, podemos pensar em que direção andamos e verificar se estamos gastando nossa energia para andar para frente, enquanto uma parte de nós parece não querer chegar lá.
3. Manter a concentração no centro de gravidade, que fica cerca de quatro dedos abaixo do umbigo.

Movimentos de dança

A dança, qualquer que seja o tipo, é um exercício excelente, que trabalha a capacidade física, melhora a coordenação motora e alinha os eixos do corpo, equilibrando as formas e o peso. Mais do que isso, dançar pode ser um grande prazer, e essa vitalidade é capaz de provocar transformações não só físicas como também emocionais.

A dança do ventre vem sendo cada dia mais praticada pelas mulheres, pois, além de ser um ótimo exercício físico (pode consumir até 230 calorias por hora), promove uma reaproximação com a feminilidade que todos os seus movimentos contêm.

Alguns movimentos básicos desse tipo de dança são perfeitamente adequados para treinar a autopercepção e liberar o eixo de gravidade, ou seja, a região dos quadris. Antes de iniciá-los, no entanto, o ideal é procurar uma profissional especializada em dança do ventre para monitorá-la e corrigir possíveis erros de postura. Um desses movimentos exige os passos explicados a seguir.

1. Mentalizar o símbolo do infinito, o número oito deitado.
2. Com a coluna reta, os pés ligeiramente afastados (distância da largura dos ombros), os quadris encaixados e os joelhos semiflexionados, tentar fazer esse desenho com os quadris bem lentamente.
3. Fazer primeiro para um lado e, depois, para o outro, repetindo cinco vezes de cada lado, três vezes por dia.

É importante que esse movimento seja feito sob a supervisão da professora, principalmente porque, estando destreinada, a pessoa pode forçar a musculatura da coluna e da região lombar, provocando dores.

O exercício descrito movimenta toda a região dos quadris, desbloqueando-a. Com ele treinamos também a concentração no centro de gravidade e, consequentemente, nossa energia vital pode fluir mais livremente.

Uma variação desse movimento surge com a constatação de que temos dois quadris e de que ambos precisam ser movimentados. Ou seja, por falta de atenção a esse dado anatômico tão importante para a mulher, costumamos nos mover como se tivéssemos um único quadril e fôssemos um monobloco. Isso contribui também para o bloqueio dessa região e suas desagradáveis consequências. A variação consiste o explicado a seguir.

1. Concentrar a atenção no fato de termos dois quadris que podem se mover independentes um do outro.
2. Fazer, então, o mesmo desenho imaginário do símbolo do infinito, um oito deitado, primeiro com um quadril, indo para frente e para trás, repetindo depois o movimento com o outro.
3. Alternar esse exercício com o anterior.

Eutonia: harmonia total com o mínimo de energia

A eutonia é também um método de conscientização corporal que consiste no tratamento de cada fenômeno ocorrido no organismo com base na visão do todo.

Assim, utilizando essa técnica sob a orientação de um profissional especializado, podemos desenvolver a autopercepção do corpo e também encontrar a maneira certa de eliminar algum problema que nos afete no momento, inclusive a celulite.

Considerando a celulite a evidência de uma desarmonia interna, antes de identificar o tratamento específico, a eutonia ensina a reconhecer as partes do corpo e a relação existente entre elas. A programação das aulas tem essa finalidade educacional, levando a pessoa a perceber os hábitos adquiridos de postura e de movimentos, fazendo com que os gestos mecanizados passem a ser substituídos por atitudes conscientes que promovam bem-estar. Com essa prática a pessoa fica mais desinibida, seu contato com o outro e com o mundo fica mais fácil, e ela desenvolve expressões verbais e corporais cada vez mais criativas e livres.

A eutonia – que surgiu na Dinamarca na década de 1930 – tem por base a observação de toda a complexidade do corpo humano e de seu delicado equilíbrio, equivalente ao de toda a natureza, e, com esse ponto de vista ampliado, as alterações orgânicas – entre elas, a celulite – são vistas como sinais importantes a serem reconhecidos e tratados não apenas como um incômodo estético mas também como reflexo de alguma desarmonia no organismo.

Eu, em grego, significa bom, justo, equilibrado, harmonioso. E *tonia* vem da palavra grega *tonos*, que em português significa exatamente *tônus*. A eutonia trabalha, portanto, a tonicidade e a harmonia de todos os músculos, tecidos e fibras que envolvem cada órgão, promovendo um perfeito funcionamento de todo o organismo com um gasto mínimo de energia.

Cada atividade ou exercício proposto, orientado sempre para necessidades ou problemas específicos, tem por objetivo fazer a pessoa adquirir um estado de atenção permanente para com o próprio corpo. Ou seja, a ideia é que ela passe a perceber de forma mais consciente os vários processos funcionais que ocorrem no seu organismo, em relação constante consigo mesma e com o meio ambiente.

Alguns recursos são utilizados para despertar as sensações e tornar a pessoa mais "presente em si mesma", como sentir o contato da pele com o tecido das roupas ou o toque da mão sobre o corpo, sem contar o uso cuidadoso de objetos auxiliares para essa finalidade. Nesse sentido, é também muito importante a própria pesquisa do movimento eutônico, que permite ao indivíduo sentir o movimento desde os ossos e as articulações que, integrados aos músculos, harmonizam a forma dos tecidos, equilibrando as tensões.

Por meio desses e de outros recursos utilizados na eutonia, é possível sentir-se e imaginar-se "entrando" no próprio organismo e "caminhando" entre os diferentes tecidos, inclusive nos músculos e nas células, pesquisando as diferentes texturas e funções, o que torna mais acessível o reconhecimento das áreas com problemas.

Nessa "viagem" para melhorar a percepção do corpo, aprendem-se técnicas que podem ser aplicadas nas situações do cotidiano, modificando hábitos, inclusive alimentares e de descanso, e até influindo profundamente em processos causadores de problemas como a celulite.

Nesses casos específicos, provavelmente o eutonista fará com que a pessoa sinta e toque a região afetada. Esse foco de atenção provoca o aquecimento da região, aumentando até a circulação sanguínea local. Além disso, o fato de poupar energia (mal utilizada em outros processos do organismo) provoca trocas metabólicas mais harmônicas, melhorando o estado da pele e até evitando o desencadeamento da celulite.

Esse não é um tratamento padronizado. Ao contrário, cada pessoa deve receber uma avaliação individual, e só assim o especialista pode determinar as etapas do tratamento.

O método, considerado pedagógico e também terapêutico, é desenvolvido em escolas de música, de teatro e de educação física em quase todas as universidades da Europa. No Brasil, é aplicado por profissionais especializados e formados em eutonia, em sessões individuais ou em grupo.

Expectativa de cura

Mas, afinal, a celulite tem cura ou não? Obter essa resposta deve ter sido o grande motivo que fez você ler este livro, certo?

Apesar de os resultados variarem muito, dependendo do tratamento adotado, do estágio em que se encontra a celulite e da capacidade de reação de cada organismo, existem alguns fatores em que podemos nos basear para sabermos qual resultado alcançar:

- em mulheres que apresentam celulite há cinco anos ou menos (que em geral não atingem mais que o segundo estágio), o resultado é considerado excelente pelos médicos, pois a melhora é da ordem de 70% a 80%;
- se a celulite tiver de cinco a dez anos (normalmente atingindo o terceiro estágio), o resultado será de 60% a 70% de melhora;
- se tiver mais de dez anos (chegando ao quarto estágio), fica mais difícil conseguir uma grande melhora,

havendo alguns casos em que, mesmo apresentando uma pequena recuperação da condição externa da pele, a celulite já atingiu um grau irreversível.

Essa avaliação é feita de forma objetiva pelo médico, que mede em centímetros (ou faz outros tipos de avaliação, como vimos no capítulo "O diagnóstico") a perda de celulite. Mas a constatação que vai pesar mais no final é a percepção de quem tem ou tinha celulite.

Dependendo da expectativa em relação aos resultados, mesmo uma melhora considerada de 80% do ponto de vista médico pode ser avaliada como zero pela paciente. Na perspectiva de quem espera uma "cura total" ou está buscando uma imagem dissociada da realidade, mesmo todo o empenho pode parecer inútil.

Antes de perguntar se a celulite tem cura, vamos ter de reavaliar nossa percepção corporal, o quanto conhecemos a nós mesmas e que tipo de perfil temos em mente ao procurarmos soluções para o problema. Por isso, muitos médicos não iniciam tratamentos em mulheres que querem a qualquer custo alcançar determinadas medidas ou peso, ou que pensam em ter pernas e um bumbum lisos como os das modelos da TV e das revistas, simplesmente porque criaram uma imagem corporal ideal e irreal, completamente diferente do corpo que têm.

Conhecendo o nosso tipo físico, ficando de bem com nosso corpo e tendo uma autoimagem menos distorcida, estaremos no caminho certo para ficarmos satisfeitas com os resultados dos tratamentos que realizarmos.

É importante frisarmos esses pontos para que, depois dessa constante procura e esforço de submissão a diversos tratamentos, não tenhamos outra grande decepção que acabe nos distanciando ainda mais do próprio corpo, que precisa tanto de nossa compreensão e carinho.

Não se trata de nos conformarmos com resultados pouco expressivos, mas de reajustarmos nosso foco de visão. O fato de procurarmos uma solução para a celulite não é sinal de busca obsessiva por uma imagem inalcançável, mas demonstração sincera do nosso amor-próprio. Assim pensando, com certeza podemos potencializar os efeitos de qualquer tratamento.

Como sabemos que o corpo está em constante transformação, podemos testemunhar ondulações que aparecem e desaparecem em fases diferentes, mas os cuidados e a dedicação que dispensarmos ao corpo estarão cada vez mais integrados, fazendo que nossa ansiedade dilua e que nossa energia se distribua de maneira saudável por todos os processos do organismo.

Nosso corpo pode então deixar de ser o retrato do quanto lamentamos o seu estado e passar a expressar a forma como nos integramos a ele, aproveitamos seus diferentes estágios e transformações, assim como tentamos nos mover em harmonia com os contínuos e infindáveis movimentos do universo.

Finalmente, poderemos dizer que chegamos à meta praticamente impossível de 100% de cura. Não porque conseguimos uma perna lisinha, ou quase, mas porque esses bons resultados, que assim certamente teremos, são consequência de uma vitória maior: a reconquista do amor pelo nosso próprio corpo. Parabéns!

Posfácio

O equilíbrio é a proposta geral deste livro, que mostra como desconhecemos o nosso corpo, mas estende uma mãozinha generosa, cheia de trunfos (em forma de conselhos), para nos ajudar. Conhecer já é meio caminho andado para resolver. Muita ansiedade pode ser evitada, e isso é fundamental. Acompanhar cada capítulo leva-nos à melhor percepção de nós mesmas e faz com que escolhamos com mais tranquilidade o que mais nos interessa. Uma beleza individual, única, sem padrões.

Costanza Pascolato

Bibliografia

BARTOLETTI, C. A. & LEGRAND, J. J. *Manual práctico de medicina estética*. Barcelona: Neo Forma Editorial, 1987.

CHOPRA, Deepak. *Saúde perfeita: um roteiro para integrar o corpo e a mente com o poder da cura quântica*. São Paulo: Best Seller, 1990.

CIPARKIN, H. & PASCHOAL, L. H. C. C. *Atualização terapêutica e fisiopatogênica da lipodistrofia ginoide (LDC) "celulite"*. São Paulo: Livraria Santos Editora, 1992.

DUARTE, Albertina. *O prazer de ser mulher*. Rio de Janeiro: Rosa dos Tempos, 1991.

FREEDMAN, Rita. *Meu corpo, meu espelho: aprendendo a gostar mais de seu visual e de si mesma*. Rio de Janeiro: Rosa dos Tempos, 1994.

IKEDA, Daisaku. *Vida, um enigma, uma joia preciosa*. Rio de Janeiro: Record, 1982.

PENNA, Lucy Coelho. *Corpo sofrido e mal amado: as experiências da mulher com o próprio corpo*. São Paulo: Summus, 1989.

_____. *Dance e recrie o mundo: a força criativa do ventre*. São Paulo: Summus, 1992.

RONSARD, N. *Stop alla cellulite: come dimagrire, rassodare e rimodelare il vostro corpo*. Milano: Gruppo Editoriale Fabbri Bompiani Sanzogno Etas S.P.A., 1993.

ROSSI, Ana Maria. *Autocontrole: uma nova maneira de controlar o estresse*. Rio de Janeiro: Rosa dos Tempos, 1991.

TERRANOVA, Paul F.; BERARDESCA, Enzo; MAIBACH, Howard. "Cellulite: nature and aetiopathogenesis". Em *International Journal of Cosmetic Science*, 2006.

VIGLIOGLIA, P. A. & RUBON, J. *Cosmiataria II*. 2ª ed. Buenos Aires: Ap Americana de Publicaciones, 1989.

WOLF, Naomi. *O mito da beleza: como as imagens de beleza são usadas contra as mulheres*. Rio de Janeiro: Rocco, 1992.

Consultores

ANA CLAUDIA DE AGOSTINE SCHOR. Dermatologista com especialização em cosmiatria; consultora do Senac São Paulo (cabelo e pele).

ANNA MARIA FERREIRA SANTOS. Eutonista formada pela Escuela Latinoamericana de Eutonia, de Buenos Aires, Argentina.

CARMEN DE LIMA PEREIRA FARIA. Nutricionista e esteticista corporal.

DENISE STEINER. Dermatologista da Clínica Stockli, em São Paulo, formada pela Universidade de São Paulo; chefe do Departamento de Infectologia da Faculdade de Medicina de Jundiaí; consultora do Senac São Paulo.

FLÁVIA URSINI. Farmacêutica bioquímica, formada pela Universidade de São Paulo, com especialização em farmacologia cosmética.

JOÃO CARLOS E SILVA. Ginecologista e obstetra, diretor da Skiner – Indústria de Aparelhos Estéticos (tratamentos com ultrassom).

KATIA DOHIER. Professora de dança do ventre.

LUCY COELHO PENNA. Ph.D. em psicologia clínica.

MARIA DE FÁTIMA LIMA PEREIRA. Professora de educação física, esteticista e docente do Senac São Paulo.

MARISTELA BOMBONATO DE CARVALHO. Esteticista e docente do Senac São Paulo.

OTÁVIO ROBERTI MACEDO. Dermatologista especializado em cosmiatria, membro da Academia Americana de Dermatologia e membro da Sociedade Internacional de Cosmetologia Médica Francesa (tratamentos com eletrolipólise).

REGINA COHEN. Diretora técnica do Centro de Estética Natural, em São Paulo; consultora e docente do Senac São Paulo; consultora de revistas femininas na área de tratamentos estéticos.

TEREZA RABELLO. Farmacêutica, docente do Senac São Paulo e especialista em tratamentos com cosméticos e ação das substâncias ativas.

Índice

A celulite nas diferentes fases da vida, 93
    Após os 20 anos, 94
    Na adolescência, 93
    Na gestação, 95
    Na menopausa, 97
Agradecimentos, 11
As causas da celulite, 69
    Causas principais, 70
    Fatores circulatórios, 75
    Fatores hormonais, 71
    Hereditariedade, 70
    Causas secundárias, 75
    Estilo de vida, 84
    Estresse, 89
    Excesso de toxinas, 88
    Sedentarismo, 85
    Fatores alimentares, 76
    Equilíbrio saudável, 80
    O que comer, 77
    O que evitar, 79
    Fatores emocionais, 91
    Obesidade, 83
Bibliografia, 163
Consciência corporal, 25
    A celulite no divã, 27

Conhecer-se melhor brincando, 31
De bem com o seu corpo, 33
Os vários aspectos da questão, 36
Você é o próprio universo, 25
Consultores, 165
Exercícios e técnicas de autopercepção, 143
   Encontrando os eixos do corpo, 143
   Ficar de cócoras, 148
   Caminhar consciente, 149
   Movimentos de dança, 150
   Eutonia: harmonia total com o mínimo de energia, 153
Expectativa de cura, 157
Índice, 167
Introdução, 15
Ionização, 129
Nota do editor, 7
O diagnóstico, 99
   A consulta, 100
   Exames auxiliares e de controle, 104
   Biópsia, 106
   Fotografias, 104
   Medidas antropométricas, 104
   Ressonância nuclear magnética, 106
   Termografia, 105
   Exames de observação e palpação, 101
   Primeiro estágio, 102
   Quarto estágio, 103
   Segundo estágio, 102
   Terceiro estágio, 103
   Exames laboratoriais, 101
O que é celulite?, 41
   A definição, 42
   A denominação, 43

A evolução, 59
A formação, 52
A localização, 51
Celulite é doença?, 45
Celulite não é gordura, 47
É exclusividade das mulheres, 50
Entendendo melhor a pele, 53
Células, 55
Fibras, 56
Substância fundamental ou amorfa, 57
O processo passo a passo, 57
Os estágios, 60
Primeiro estágio, 60
Quarto estágio, 64
Segundo estágio, 62
Terceiro estágio, 64
Os tipos de celulite, 65
Celulite dura, 66
Celulite edematosa, 66
Celulite flácida, 66
Celulite mista, 67
Posfácio, 161
Tratamentos, 107
   Acupuntura estética, 140
   Aplicação de ácido retinoico, 131
   Bandagens, 126
      Bandagem crioterápica, 127
      Bandagem de sal lipotérmico, 128
   Cosméticos, 132
   Eletrolipólise ou eletrolipoforese, 109
   Endermologia, 115
   Faradização, 131
   Ionização, 129

Laser e outras máquinas poderosas, 116
    Accent XL™ , 120
    Smoothshapes™, 118
    Tripollar™, 117
    Velashape plus™, 117
Massagem, 120
    Drenagem linfática manual, 122
    Drenagem linfática mecânica, 123
    Pressoterapia, 124
    Mesoterapia, 111
Subcisão, 125
Tratamento com *patch*, 138
Tratamento terapêutico, 137
Ultrassom, 113
Uma questão de autoestima, 17
  O mito da beleza perfeita, 18